FAIRE FACE AU CANCER

GILLES FREYER

FAIRE FACE AU CANCER

L'espoir au quotidien

Odile Jacob

Ouvrage proposé par Édouard Zarifian

15, rue Soufflot, 75005 Paris

www.odilejacob.fr

ISBN : 978-2-7381-2092-2

À la mémoire de Juliette Freyer et Édouard Zarifian.

Sommaire

Chapitre 5
Les médecines alternatives : quelles preuves pour quelles croyances ?

Chapitre 6
Apprenez à espérer

Introduction

« J'ai un cancer. » Cet aveu résonne comme un séisme. Et puis, le silence, l'enfouissement secret de la douleur ; l'inquiétude, le tabou. On dit souvent que les grandes douleurs sont muettes, c'est-à-dire incommunicables. Du jour au lendemain, à la suite d'un symptôme en apparence banal, d'un résultat d'analyse, d'un examen radiologique, votre vie a basculé. Emplie d'une angoisse parfois indicible, elle s'est heurtée au silence compassé des autres. À la recherche éperdue d'une raison ou d'un sens, elle a trouvé l'indifférence du monde qui ne vit que de routine aveugle et de réassurance factice. Avide de certitudes, elle a rencontré les probabilités désarmantes de la médecine moderne. Portée vers l'idéal, elle a été rendue brutalement aux nécessités du corps.

« Chaque homme est seul, nous dit le romancier Albert Cohen, *tous se fichent de tous et nos douleurs sont une île déserte. »* Je suis cancérologue depuis quelques années déjà et, souvent en effet, j'ai eu le sentiment de voguer d'île en île sur un radeau de fortune. Souvent aussi, avec l'aide de mes collègues, des infirmières, des psychologues et de tous ceux – aides-soignantes, kinésithérapeutes, diététiciennes… – qui composent notre équipe soignante, je me suis pris à

espérer que le long silence de la maladie résonnerait des premiers murmures de l'espoir. Les échecs insupportables, les réussites attendues ou miraculeuses, les innombrables contacts avec les malades et leurs familles, leur courage, leur héroïsme parfois, les vicissitudes de la vie quotidienne enfin ont inscrit en moi ce chant fraternel. Contre le désespoir d'Albert Cohen. Contre l'injustice des vies brisées.

Il m'a semblé possible d'établir avec vous un dialogue destiné, d'une certaine manière, à éclairer votre chemin.

Ce livre est destiné aux personnes atteintes de cancer, à leurs proches et à tous ceux qui, touchés de près ou de loin, ressentent le besoin d'en savoir plus. Si j'ai employé à dessein le terme « personne », c'est parce que la maladie, quelle qu'elle soit, ne nous démet nullement de notre condition d'Homme. Et pourtant, il est bien difficile de ne pas perdre beaucoup de soi-même dans cette épreuve, qui engage d'emblée un combat vital. Difficile de se considérer comme un être humain normal, de voir la vie continuer en dehors de soi lorsque l'on est comme muré dans une tragédie intérieure ; difficile de pourvoir comme d'ordinaire aux charges de la famille, d'être à la hauteur dans son couple, de continuer à travailler, à faire face aux tracas du quotidien ; difficile de devenir dépendant d'une équipe soignante, des médecins, de l'univers hospitalier ; difficile d'aimer son corps que la maladie et les traitements rudoient ; difficile d'espérer… Malgré la présence rassurante de ses proches, le professionnalisme des soignants et les progrès de la médecine, le malade se sent quelque part incompris ; lui seul peut au fond appréhender pleinement un rapport à la maladie que sous-tendent son propre imaginaire, son parcours de vie, sa personnalité. Lui seul sait véritablement quel est le visage de sa souffrance. Cela ne signifie pas qu'il ne puisse pas bénéficier d'une aide efficace, mais nous devons avoir conscience du caractère parfois stéréotypé des réponses qu'offrent la médecine et la société à des questions tellement personnelles.

On vous parle souvent du cancer ; incontestablement, les médias sont prolixes sur le sujet. Les ouvrages destinés au grand public sont nombreux et, au fond, on ne peut que se féliciter qu'une maladie qui touche plusieurs millions de Français soit intégrée au premier plan des préoccupations des décideurs en matière de santé publique. S'il s'agit de montrer que les méthodes de diagnostic et les traitements progressent, que les hôpitaux s'humanisent malgré la charge de travail sans cesse croissante des soignants, que la cancérologie française est une des meilleures du monde, au sein d'un système de santé extraordinairement solidaire bien que très coûteux, tout a été dit. Je ne voudrais pas m'inscrire dans cette démarche. Mon propos est beaucoup moins général : ce livre est conçu comme un *manuel*, une *méthode*, un *vade-mecum* que vous parcourrez peut-être le soir avant de vous endormir, dans la salle d'attente d'une consultation médicale ou lors d'une hospitalisation. Que vous ouvrirez dans un moment de découragement ou lorsque vous ressentirez un besoin d'information. J'espère qu'il vous aidera à vous sentir mieux, à construire votre propre stratégie de lutte contre la maladie, à triompher du mauvais sort, pour aller vers une vie nouvelle. Il est le fruit d'années de pratique de la cancérologie et surtout de quelques constats.

Premier constat : nous devons faire des progrès dans l'accompagnement psychologique des malades. C'est une évidence, presque une lapalissade. Je ne parle pas ici de la prise de conscience, notamment dans les hôpitaux, de l'intérêt de travailler avec des professionnels, psychologues et psychiatres, dont les compétences sont irremplaçables. C'est au niveau de chaque malade que je me situe. Il est normal d'avoir peur de la maladie, mais cette peur peut-être gérée et combattue efficacement, à condition de disposer de moyens simples pour travailler sur soi.

Deuxième constat : la peur est favorisée par des mythes et un imaginaire qu'entretiennent une méconnaissance profonde de ce qu'est en réalité la maladie cancéreuse – une maladie grave, certes, mais une *maladie comme une autre* – et un manque évident d'informations simples et accessibles à tous.

Troisième constat : il est possible de *dédramatiser* par l'information, à condition que celle-ci soit adaptée au plus grand nombre et surtout conçue comme l'instrument d'une « thérapie cognitive » plutôt que comme une accumulation froide de données qui pourraient effrayer faute d'être comprises. C'est le parti pris de ce livre.

Quatrième constat : informer, c'est faire du malade un partenaire de la décision médicale, c'est aller vers ce que l'on appelle aujourd'hui la *décision partagée*, fondée sur le meilleur conseil médical possible en l'état actuel de la science, mais aussi sur le choix raisonnable du patient qui doit exprimer ce qui lui paraît bon pour lui-même. Cela n'empêche nullement l'investissement du médecin aux côtés de son patient, quitte à assumer pour lui, au nom d'une certaine idée de son bien, dans une forme de « paternalisme revendiqué » – comme une aide, non comme un pouvoir –, certaines décisions qu'il ne peut simplement pas prendre.

Cinquième constat : l'espoir est moteur de toute chose. Il permet d'avancer, de subir, de lutter... et de guérir. Je ne dis pas ici que le découragement, la dépression ou le laisser-aller empêchent de guérir du cancer – nous y reviendrons largement –, mais l'espoir, c'est l'indispensable préservation de soi et de la foi en l'avenir. À ce titre, il doit être cultivé, non pas de façon illusoire ou béate, mais en accumulant en permanence, en face du pessimisme irraisonné ou des pensées magiques, les évidences qui permettent de croire en la proximité de jours meilleurs. *La première d'entre elles est que le cancer se guérit,* alors que de nombreux malades s'imaginent qu'ils n'en seront jamais débarrassés. Il ne se guérit peut-être pas du jour au lendemain, comme par un coup de baguette magique, mais, oui, on en vient à bout et la vie reprend, dans toute sa force. On ne le dit pas assez.

J'ai réuni dans ce livre quelques moyens de remédier aux difficultés énumérées ci-dessus ; j'ai surtout tâché de répondre à toutes les questions qui m'ont été posées, depuis dix ans, par les nombreux malades dont je me suis occupé. C'est comme un long dialogue qui se prolongerait ici, au cours duquel j'aimerais vous proposer différents moyens pour gérer votre stress, votre lutte quotidienne contre la maladie, votre corps, votre alimentation, et pour optimiser les effets des traitements.

J'en ai conçu le plan en deux parties, comme un cheminement intérieur qu'accomplissent, je crois, de nombreux patients. Dans un premier temps, devant l'évidence de l'injustice et devant la peur, il y a l'inévitable repli sur soi, l'inventaire des forces en présence : la guerre est déclarée, c'est la mobilisation générale. *Mobilisation des ressources intimes*, des possibilités du faire face.

Puis, passée cette phase de crise qui a donné lieu à des recompositions du paysage intime, le moi se réorganise et, ouvert sur l'extérieur, va penser à nouveau en termes stratégiques. Vous *entrez dans la bataille*, au plein sens du terme et c'est sans doute le meilleur moment pour devenir de plein droit acteur et partenaire des décisions qui vous concernent, pour rendre optimal votre *parcours de soins.*

Enfin, en forme de conclusion, il m'a semblé qu'au travers de cette épreuve et quelles que soient les conditions dans lesquelles vous la traversez, une réflexion plus générale émergera nécessairement, sur les conditions de votre propre existence et, disons, le *sens de la vie et des choses.* Cette réflexion est de l'ordre de la remise en cause et de la reconstruction. Elle préfigure à mon sens la *reconquête de votre propre place, au sens social mais aussi symbolique, dans le cours normal de la vraie vie.*

Ce livre n'est pas un traité de médecine. Il n'a pas non plus prétention à s'immiscer dans la relation privilégiée qui vous unit à votre médecin, encore moins à se substituer à lui. Il n'a aucune prétention à fournir des « recettes » intangibles ou des panacées, car il n'y a de bonne médecine qu'adaptée à chaque cas. J'espère que vous y trouverez votre propre chemin vers le mieux-être.

Avertissement

J'ai quelquefois illustré mes propos d'anecdotes concernant certains malades que j'ai eu l'honneur de prendre en charge et que je remercie pour leur confiance. Par souci de confidentialité, j'ai toujours pris soin de modifier la réalité – sans en altérer l'esprit –, ainsi que tous les détails concernant leur maladie, leur âge, sexe et bien entendu le nom de chacun(e) d'eux. Par conséquent, il me paraît impossible qu'aucun(e) d'entre eux se reconnaisse véritablement dans telle ou telle de ces brèves narrations ; en revanche, dans plusieurs d'entre elles, pourquoi pas ? Il y a un peu de tous « mes » malades dans ce livre et beaucoup de leur immense courage en moi, qui me nourrit chaque jour.

Cet ouvrage contient des noms de médicaments. Si j'en ai mentionné certains, c'est parce que cela m'a semblé utile au lecteur et en aucun cas dans un but publicitaire ou promotionnel. Je n'entretiens aucune relation mercantile avec les laboratoires pharmaceutiques qui les commercialisent et conserve de ce point de vue une entière liberté d'expression. Lorsque j'énumère plusieurs médicaments d'une même famille, ce n'est jamais avec la prétention d'être exhaustif. Je sais aussi qu'un même médicament peut être commercialisé sous plusieurs noms différents par des laboratoires concurrents. Mon parti pris, pour chaque médicament cité, a été d'indiquer le *nom commercial* que j'utilise dans ma pratique quotidienne, sachant par ailleurs que les consommateurs de médicaments retiennent généralement le nom commercial et pas celui (ceux) du (des) principe(s) actif(s) qui le constitue(nt).

Les citations effectuées le sont uniquement à des fins d'information et d'illustration et ne *constituent en aucun cas des incitations à la consommation de médicaments qui ne peut découler que d'une prescription médicale.* De façon générale, tous les conseils, recommandations, opinions, qu'il s'agisse de pharmacopée ou de tout autre domaine de votre vie quotidienne… exprimés dans cet ouvrage n'ont aucune valeur prescriptive individuelle, *votre médecin étant le seul compétent pour tout ce qui touche à votre cas particulier.*

Mes commentaires, en particulier au sujet des médicaments, n'engagent que mon opinion personnelle et ne sont pas des guides d'utilisation, qui relèvent de la responsabilité des laboratoires qui les commercialisent, ainsi que des autorités de santé.

PREMIÈRE PARTIE

Faire face : mobiliser vos ressources

CHAPITRE PREMIER

L'annonce, le temps de la crise intime

Que vous veniez d'apprendre que vous êtes atteint(e) d'une maladie cancéreuse, ou bien qu'il s'agisse d'une rechute après un premier traitement, ou bien encore d'une évolution de votre maladie sous traitement, un séisme s'est produit à l'intérieur de vous. Je crois que le mot n'est pas trop fort ; de nombreux patients m'ont expliqué que, dans une telle situation de stress, ils avaient l'impression que le monde s'écroulait autour d'eux. Certains collègues psychologues et psychiatres ont même comparé la violence de ce traumatisme à ce que subissent les victimes d'attentats : une véritable *névrose traumatique.* Nous élaborerons ensemble, peu à peu, des stratégies pour faire face, mais j'aimerais en premier lieu vous faire part de quelques vérités très simples sur lesquelles vous pourrez vous appuyer.

Le malaise intérieur

L'angoisse ou le malaise intérieur que vous ressentez est d'une intensité variable d'une personne à l'autre et, en général, dépend beaucoup de votre personnalité de base et de votre capacité de réaction aux événements stressants de la vie quotidienne. Il n'y a pas de « normalité » en ce domaine et, personnellement, je ne considère pas comme plus « négatif » un mode de réaction immédiate spectaculaire – comme une grande crise d'anxiété ou un très fort découragement – plutôt qu'une apparente sérénité.

Quelles que soient la nature et l'intensité du malaise, celui-ci n'est en principe pas destiné à durer.

Les symptômes qui caractérisent le stress traumatique, ou « stress de la mauvaise nouvelle » sont très nombreux et divers : profonde angoisse, sensation de catastrophe imminente, peur de mourir, impression d'être complètement perdu(e), découragement total, perte d'intérêt pour le monde environnant qui soudain paraît ne plus avoir de sens, incapacité à faire face aux tâches de la vie quotidienne, agressivité ou colère, insomnie, cauchemars… et j'en passe. On considère généralement que cet état dure au plus quelques semaines, ce qui ne signifie pas qu'il faille en négliger l'intensité. Si vous vous sentez incapable de contrôler cette souffrance, une prise en charge adaptée par un professionnel (psychologue ou psychiatre) doit vous être proposée ; si nécessaire, on peut avoir recours à certains médicaments – comme les anxiolytiques ou tranquillisants, ou encore les antidépresseurs – pour « passer le cap ». Cela ne doit nullement vous inquiéter, ni vous faire considérer comme un(e) malade mental(e). Il est important que vous puissiez bénéficier de tous les secours nécessaires de la médecine dans cette épreuve : *la prise en charge psychologique fait partie intégrante de la prise en charge cancérologique.* Cette vérité a été réaffirmée de façon très claire dans le récent « Plan cancer » voulu par le président de la République. Il est aujourd'hui bien admis que tout service de cancérologie doit être doté de psychologues et/ou psychiatres expérimentés dans ce type de prise en charge.

Il vous sera éventuellement nécessaire, pour « passer le cap », de faire appel aux compétences d'un psychologue (ou psycho-oncologue), voire de prendre, durant peu de temps, certains médicaments (dont nous parlerons plus loin), mais votre appareil psychique est une magnifique mécanique faite pour encaisser les coups et construire des stratégies d'adaptation. Souvenez-vous que la peur, en particulier, est une réaction salutaire, destinée à vous prémunir du danger et qui a sans doute été sélectionnée par l'évolution des espèces comme un moyen de survivre très efficace dans les environnements hostiles.

La sérénité de Georges

Georges est un patient de 60 ans très sympathique, d'un contact de prime abord fort chaleureux, qui est venu me voir il y a quelques années, après avoir été opéré d'un cancer du gros intestin. Bien que l'intervention eût été complète et que les examens complémentaires n'eussent rien décelé d'inquiétant, Georges dut recevoir une chimiothérapie que l'on appelle « adjuvante », destinée à augmenter ses chances de guérison. Il n'avait jamais montré la moindre crainte et accepté son traitement sans aucune difficulté, traitement qu'il toléra d'ailleurs parfaitement. Lors de chaque consultation, tout se passait dans la plus grande simplicité et avec le sourire, au point que je ne me souviens pas avoir entendu ce patient dire autre chose que « tout va bien » ou « je me sens en pleine forme ». Cette sérénité inébranlable passait même pour un peu suspecte ; certains membres de l'équipe soignante la considéraient comme un déni de réalité et craignaient qu'en cas d'aggravation de sa maladie, Georges ne connût de graves difficultés psychologiques. Or, à peine un an après la fin de la chimiothérapie, une rechute se produisit sous la forme de métastases dans le foie. À l'annonce de ce sérieux problème, il se montra fataliste et ne manifesta aucun trouble. Il reçut avec toujours autant de détachement une nouvelle chimiothérapie – plus lourde que la précédente – qu'il toléra encore à merveille. Ce traitement fut très efficace et permit que ce patient fût opéré – et débarrassé – de ses lésions hépatiques. Aujourd'hui, il va bien et ne s'est guère départi de son habituelle jovialité, faisant mentir les prédictions des plus pessimistes de mes collaborateurs. En fait, Georges me confia à différentes reprises qu'il avait toujours été un grand optimiste, prenant son parti de toutes les difficultés de l'existence, qu'il traversait en imaginant toujours qu'une amélioration surviendrait. Dans l'épreuve de la maladie, la structure profonde de sa relation au monde ne s'était pas modifiée. Cela illustre l'importance de la personnalité « de base » en face d'un stress traumatique, mais bien sûr cet exemple ne peut donner lieu à aucune généralisation abusive.

Les convulsions de Marie
Marie, veuve de 70 ans, traversa un véritable moment de crise à l'annonce d'une mauvaise nouvelle concernant l'évolution de son cancer du sein. Elle se laissa choir brusquement de son siège sur le sol en poussant de grands cris, au point que nous eûmes l'impression qu'elle était prise de convulsions, alors qu'il n'en était rien. Tout cela fut très spectaculaire mais, une fois la crise passée, elle accepta avec beaucoup de dignité un programme de traitement pourtant lourd et tout se passa très bien : Marie ne fut jamais déprimée ni véritablement anxieuse et ses capacités à faire face s'améliorèrent au fil du temps. En réalité, la famille de Marie nous confirma plus tard qu'un certain théâtralisme était chez elle un mode d'expression habituel de ses émotions.

Lutter contre les représentations

L'essentiel de votre stress se rapporte à des *représentations* qui vous sont propres. J'entends par « représentations » des images, des évocations, des sensations qui sont pour vous spécifiquement reliées à l'idée même de maladie cancéreuse. Je ne méconnais pas, bien sûr, l'importance des symptômes que vous présentez peut-être et qui sont l'expression de la maladie dont vous souffrez, mais l'origine de votre trouble est ailleurs. Un de nos anciens maîtres affirmait que, lorsque l'on dit à un malade : « Vous avez un cancer », celui-ci entend : « Vous avez une maladie mortelle. » J'imagine alors très bien les résonances qui s'opèrent en vous, la crainte de la mort, des mutilations liées aux traitements, la peur de l'hôpital, les blouses blanches, la chimiothérapie, la perte des cheveux, les rayons qui brûlent... et tout ce cortège de visions angoissantes qui constitue à vrai dire un *fantasme* et non une réalité objective.

Il est évidemment hors de propos de nier ici que le cancer est une maladie grave et que les différents traitements de cette maladie ne constituent en aucune manière une partie de plaisir. Je suggère simplement de revenir à un *principe de réalité* salutaire destiné à tempérer vos craintes. Au fil des chapitres, nous construirons ensemble cette réalité pour protéger votre monde intérieur.

Pour l'instant, je vous propose de substituer à vos pensées négatives les idées suivantes : le cancer n'est nullement un mystère ou une maladie diabolique, c'est un dérèglement de la machinerie biologique que la science permet de comprendre de façon assez précise aujourd'hui ; contrairement aux idées reçues, le cancer est une maladie qui se guérit, avec en perspective la reprise d'une vie normale et d'une activité professionnelle. Les méthodes de traitement progressent chaque année vers davantage d'efficacité et une meilleure tolérance : par exemple, l'image d'Épinal de la chimiothérapie qui fait vomir et perdre les cheveux date de vingt ans, alors que cette méthode thérapeutique a considérablement évolué. Enfin, être atteint d'un cancer ne signifie pas que l'on doive guérir ou mourir : entre ces deux possibilités, les progrès de la cancérologie ont introduit la dimension de la *chronicité*, ce qui signifie que l'on peut vivre bien et longtemps avec une maladie cancéreuse, sans en avoir de symptôme et au prix de traitements raisonnables, un peu comme les patients porteurs du virus du sida ont appris à vivre avec cet hôte encombrant depuis l'avènement des trithérapies. En un mot, le cancer peut être comparé à toutes sortes d'autres pathologies qui, par le secours de la médecine moderne, peuvent être guéries ou dans certains cas seulement *enrayées* – que l'on songe au diabète, à l'hypertension artérielle et à mille autres affections avec lesquelles *on apprend à vivre* ; c'est donc, disons-le avec force, *une maladie comme une autre du point de vue médical.*

Le poids des mots

Le poids des maux est aussi celui des mots, chargés de toutes les craintes que nous avons énumérées. Songez seulement au terme « chimiothérapie » : pour tout un chacun, ce mot évoque nécessairement un traitement anticancéreux ; or il signifie simplement « traitement médicamenteux » et l'on serait par exemple en droit de dire, pour une personne prenant un traitement antidépresseur, qu'elle reçoit une « chimiothérapie antidépressive ». Or nos collègues non cancérologues s'abstiennent tout à fait de dire à leurs patients qu'ils vont leur prescrire une chimiothérapie, tant ce terme est aujourd'hui fortement connoté.

Livrons-nous alors à un petit exercice de sémantique destiné à séparer les mots de leurs représentations stressantes. Puis nous opérerons quelques substitutions de façon à nous rapprocher du *principe de réalité.*

Cancer, nous l'avons vu, renvoie à maladie mortelle, souffrance, handicap, dépendance. Nous noterons qu'il est associé à l'image du crabe, qui est également le symbole du signe astrologique du même nom. En allemand, par exemple, le mot *Krebs* signifie à la fois crabe et maladie cancéreuse. Le crabe est cet animal tout en pinces – qui détruisent – et pattes – qui infiltrent, à l'image de la tumeur qui pénètre et, sournoisement, détruit les tissus environnants. À l'image du crabe également, le cancer est une maladie longtemps cachée, qui prend naissance dans le silence des organes, à l'insu du malade...

Tumeur (je ne parle ici que des tumeurs cancéreuses ou malignes) est associé à l'origine du cancer, à sa naissance, à sa genèse ; c'est le processus initial de corruption de l'organe dans lequel la maladie entame son œuvre cruelle.

Métastase est associé à cancer généralisé, mort imminente, phase terminale.

Chirurgie renvoie à douleur, mutilation, atteinte au schéma corporel, perte d'autonomie.

Chimiothérapie fait évoquer la perte des cheveux, les nausées, la fatigue, le regard compassé des autres devant la calvitie de malades maigres et pâles.

Radiothérapie fait penser à Tchernobyl, à ces rayons qui ne peuvent faire autrement que brûler pour détruire le tissu malade.

D'autres exemples pourraient enrichir encore ce petit musée des horreurs. Il est temps de se défaire de ces clichés pour aller vers des représentations moins saisissantes.

Pour cela, un minimum d'information est indispensable. L'information sollicite l'intelligence et la raison et permet par conséquent une certaine maîtrise de l'émotionnel, une dédramatisation du problème auquel vous êtes confronté(e). Revisitons donc notre musée des horreurs avec, de façon anticipée, un peu de culture médico-scientifique :

Cancer = multiplication de cellules biologiquement déréglées qui vivent pour leur propre compte et aux dépens des cellules normales.

Tumeur = tissu fait de cellules anormales, avec sa propre architecture, ses propres vaisseaux.

Métastase = tumeur-fille, qui a pris naissance dans un organe donné à partir de quelques cellules parties de la tumeur initiale et qui ont voyagé le plus souvent par les vaisseaux sanguins ou lymphatiques. Si le terme de métastase est inquiétant, vous pouvez ainsi le remplacer par « lésion secondaire ».

Ramener ces différents termes au plus près de leur réalité biologique vous permettra, dans un premier temps, j'en suis convaincu, de réduire leur charge émotionnelle. Car c'est bien de vivant qu'il s'agit et non d'un processus d'autodestruction ou de corruption interne.

Appliquons le même mode de raisonnement aux traitements qu'il faut envisager sous l'angle, non d'une agression ou d'une mutilation, mais bel et bien d'une *alliance contre la maladie*. Parlons alors des *progrès de la chirurgie*, de plus en plus respectueuse du corps et de ses fonctions ; parlons de la *radiothérapie ciblée* qui, à l'aide des ordinateurs et des moyens modernes de l'imagerie médicale, se concentre sur les tissus anormaux en épargnant les tissus sains ; parlons des *nouvelles chimiothérapies* et des *traitements ciblés* qui guérissent aujourd'hui davantage de patients avec de moins en moins d'inconvénients (voir chapitre « Apprenez à espérer », page 193).

N'est-ce pas une façon plus positive d'envisager les choses ? Dès à présent, vous pouvez remplacer l'idée initiale : « Je vis une catastrophe et le monde s'écroule autour de moi » par une pensée plus conforme à la réalité : « Je suis confronté(e) à un problème de santé sérieux mais *non exceptionnel du point de vue médical*, que je vais combattre efficacement parce qu'une alliance thérapeutique va se construire autour de moi. »

Un moral de vainqueur

Quel que soit le stade de votre maladie – que nous pouvons maintenant qualifier de « cancéreuse », en apprenant ensemble à nous familiariser avec ce terme, jusqu'à le rendre banal –, que le diagnostic soit récent ou non, que vous ayez déjà eu ou non un contact avec le monde hospitalier, il n'est jamais trop tard pour vous forger un moral de combattant, un *moral de vainqueur.* Je vois d'ici les moues les plus sceptiques et les réactions sur le thème « Facile à dire, je voudrais bien l'y voir » et, en effet, j'en conviens, l'intensité de votre stress peut vous faire imaginer qu'il n'y a aucune autre issue que la peur, le désespoir et le repli sur soi. Cependant, vous devez vous dire que *la situation évoluera* et qu'il ne tient qu'à vous de faire de vos émotions les armes décisives du combat que vous allez mener.

Éliminons d'abord un éventuel *sentiment de culpabilité* inutile : votre état émotionnel actuel *est ce qu'il est* ; vous ne pouvez pas nécessairement le contrôler et il ne sert à rien de souhaiter paraître différent(e) de ce que vous êtes. Si j'en crois ma propre expérience de médecin, les personnes qui souffrent d'un cancer se reprochent volontiers d'avoir un « mauvais moral » pour différentes raisons à mon avis totalement injustifiées. Parlons donc de ces idées préconçues avant de revenir sur les motivations réellement recevables d'un véritable travail sur soi.

➤ *Vos proches sont là pour vous aider*

Une première – mauvaise – raison qui vous conduit inéluctablement au sentiment de culpabilité est liée à la crainte de devenir une charge pour vos proches. C'est, au-delà d'un fait, une évidence : l'épreuve de la maladie cancéreuse ne peut ni ne doit être vécue dans l'isolement. Les premiers concernés par le combat qui s'engage sont le conjoint et les enfants, que vous souhaitez, par altruisme et par amour, protéger de votre propre malheur. Cette attitude est dans son principe louable, mais en général peu conforme au *principe de réalité*, ni à la nature profonde du fonctionnement normal de la cellule familiale.

Lorsque nous échangeons les consentements au mariage devant monsieur le maire, ce n'est pas seulement une alliance symbolique qui s'opère dans le faste d'une cérémonie un peu convenue, c'est aussi la reconnaissance légale, devant la nation entière, d'un principe d'assistance et de soutien mutuel dans l'épreuve. Assistance et secours dus également à nos enfants, que nous avons précipités dans l'existence sans vraiment leur demander leur avis et que nous avons le devoir de protéger jusqu'à ce que, le temps faisant son œuvre, ils aient à leur tour à veiller sur nos vieux jours. Devoirs du conjoint, devoir de génération. Cependant, la vie n'est pas un long fleuve tranquille et ces devoirs sont parfois sollicités de façon inattendue, brutale et anticipée.

Or, s'il m'est permis d'énoncer une généralité, après avoir rencontré de nombreuses familles éprouvées par la maladie, toutes différentes – « classiques », monoparentales, recomposées... –, je crois que le meilleur service à rendre à vos proches est de les laisser accéder à votre intime souffrance comme naguère aux joies de la vie familiale. L'important est, ici encore, de couper court à toute tentation de culpabilité : dans la situation psychologiquement très difficile que vous vivez, il est héroïque mais illusoire de prétendre inverser la relation d'aide : *vos proches sont là pour vous aider*, tout comme vous le feriez pour eux en toute autre circonstance. Le témoignage le plus sincère de votre amour est de le leur permettre.

Marthe avait toujours tout assumé

Marthe, sémillante septuagénaire qui, jusque-là, n'avait jamais connu de réel problème de santé, fut prise en charge dans notre service pour un cancer du pancréas nécessitant un traitement par chimiothérapie. Sa maladie l'avait beaucoup fatiguée, de sorte que, si elle pouvait demeurer à domicile avec Paul, son mari de dix ans plus âgé, elle ne pouvait plus faire face aux charges du ménage. Le couple avait par bonheur de grands enfants très disponibles qui avaient organisé efficacement le quotidien (ménage, courses, cuisine…). Cependant, depuis le début, Paul se plaignait de façon récurrente de ses relations avec son épouse : habituellement d'un excellent caractère, elle était devenue irascible et traversait en outre régulièrement des phases de prostration au cours desquelles toute communication semblait impossible. Son mari ne savait plus comment s'y prendre pour lui venir en aide et un placement en maison de repos médicalisée fut envisagé par la famille. Marthe fit alors d'elle-même la demande d'un soutien psychothérapique et fut prise en charge par une psychologue. Cette dernière mit rapidement en évidence un syndrome dépressif réactionnel chez une personne ordinairement très active, qui avait toujours assumé seule les charges de la famille, son mari exerçant un métier très prenant. Depuis la retraite de Paul, rien n'avait changé : de la gestion financière et matérielle à l'organisation quotidienne, tout incombait à son épouse pour son plus grand bonheur… jusqu'à ce que la maladie vînt brutalement perturber cet équilibre. Quelques séances de psychothérapie, auxquelles Paul fut rapidement associé, permirent au couple de reconsidérer tranquillement les responsabilités de chacun, à Marthe de réduire son niveau d'exigence vis-à-vis d'elle-même et, son état général s'améliorant sous traitement, son moral revint progressivement au beau fixe… sans médicament.

➤ *S'affranchir du regard des autres*

Autre raison de craindre d'être moralement affaibli(e) : le regard des autres et le poids de la vie sociale.

Nous vivons dans une société où comptent avant tout les apparences et les performances, quitte à ce que l'essentiel de ce jeu social soit factice. Pour être considéré(e) comme socialement performant(e), il convient d'abord de cultiver son image, d'où sera exclu tout signe de faiblesse, tout comme les canons actuels de l'esthétique prétendent ériger les caractéristiques exceptionnelles de quelques mannequins hors norme en idéaux – hélas inaccessibles et souvent destructeurs – pour le commun des mortels. S'agissant du domaine émotionnel et relationnel, même dictature du bien-être et de la vitalité permanente. Résultat : près d'un Français sur trois souffre de troubles psychologiques, à des degrés divers, et le marché des tranquillisants et autres antidépresseurs ne s'est jamais aussi bien porté.

Certains patients redoutent ainsi de perdre pied dans leur environnement social immédiat, familial, amical ou encore professionnel, ce d'autant que les difficultés psychologiques se doublent d'un affaiblissement physique. La perte des cheveux en particulier, liée à certaines chimiothérapies, est pour nombre de patients à la fois une très violente atteinte à l'image de soi et un stigmate permanent de leur condition de malades aux yeux des autres.

Le cancer reste, ce qui est paradoxal compte tenu de sa fréquence, une maladie taboue, une maladie qui effraie et dont on évite de parler, un peu par superstition, un peu par lâcheté. D'où cette retenue compassée mêlée de crainte, que perçoivent très bien les malades dans le regard des autres, avec cette acuité douloureuse et cette sensibilité exacerbée que leur confère l'impression d'être ainsi *dévalorisés.*

S'affranchir de tels sentiments est difficile mais nécessaire. Voici deux bonnes raisons, que je vous conseille d'avoir en permanence à l'esprit :

• Tout d'abord, la maladie n'est pas une rupture mais s'inscrit dans le continuum de votre existence. Vous ne l'avez ni provoquée ni méritée. Vous ne vaudrez pas moins après elle qu'avant elle et je suis même certain que vous aurez acquis le petit « supplément d'âme » de ceux qui ont traversé de vraies épreuves.

• Ce malheur que vous vivez bien malgré vous impose certains aménagements, certains renoncements temporaires, mais il vous donne peut-être l'occasion de retrouver l'essence même de votre vie, de séparer l'indispensable du superflu, la vérité des apparences. Cette nécessaire prise de distance doit être cultivée jour après jour.

➤ *Les difficultés matérielles*

Certaines difficultés cependant bien réelles revêtent parfois un caractère insurmontable : ce sont celles qui ont trait à la vie matérielle. La maladie dont vous souffrez nécessite des arrêts de travail parfois prolongés et cela peut constituer une menace pour votre situation professionnelle. Nous savons tous à quel point le monde du travail peut être impitoyable et les tracasseries administratives multiples lorsque nous sommes ainsi en position de demander du secours. Bien entendu, je n'ai aucune recette à proposer, tant les situations individuelles sont diverses, mais plutôt un conseil de bon sens : *faire appel aux travailleurs sociaux.* Par exemple, la plupart des services hospitaliers disposent aujourd'hui d'assistantes sociales qui connaissent bien les difficultés auxquelles vous pouvez être confronté(e). Elles vous apporteront une aide considérable.

Mais revenons donc à ce moral que nous avons commencé à soigner, à fortifier en le débarrassant de craintes inutiles, de représentations périmées, de sentiments de culpabilité excessifs. Depuis les philosophes utilitaristes anglais John Stuart Mill et Jeremy Bentham, on n'a rien dit de plus sensé : une constante au sein des espèces vivantes est l'évitement de la douleur et la recherche du plaisir. Or la souffrance du malade atteint de cancer est à la fois psychologique et physique ; elle est aliénation de soi, réduction de sa liberté, altération de ses capacités relationnelles. Tout comme la douleur physique, la souffrance morale doit être combattue, c'est une question d'*éthique*.

Les mécanismes d'une adaptation progressive

➤ *Intégrer la nouvelle*

Au début de ce chapitre, j'ai parlé de séisme pour qualifier le bouleversement qui s'est opéré en vous avec l'« annonce de la mauvaise nouvelle ». C'est une donnée fondamentalement nouvelle avec laquelle vous allez devoir composer mais ce n'est pas une véritable rupture. Votre cerveau, votre appareil psychique vont entamer un formidable travail d'intégration de cet événement dans le continuum de votre personnalité et de votre vie, au nom du principe de réalité dont j'ai déjà parlé. Ce travail d'adaptation, c'est le « faire face » ou *coping* dont parlent nos collègues anglo-saxons.

Imaginez un aquarium au fond sablonneux. L'eau est calme, les reliefs doux et bien dessinés. Subitement, agitons violemment l'eau de cet aquarium : durant quelques instants, le sable est soulevé, l'eau devient trouble et l'on ne distingue plus aucune forme. Puis, le calme revenu, le sable sédimente en composant de nouveaux reliefs. Pour l'observateur extérieur, il ne s'agit plus du même aquarium ; pourtant, ni l'eau, ni le sable, ni les parois de verre n'ont changé de nature. *Tout est comme avant et pourtant rien n'est plus vraiment comme avant.*

C'est ainsi qu'il faut comprendre le fonctionnement de votre appareil psychique, de votre aquarium personnel dans lequel s'agitent et sédimentent les émotions, composant votre caractère, votre personnalité. Le stress massif lié à la maladie cancéreuse est suffisamment intense pour entraîner le « trouble », cette sensation catastrophique mentionnée plus haut, cette perte de repères bien compréhensible et – en principe – transitoire. Ce trouble, cette opacité, vous les percevez « de l'intérieur », mais ils s'opposent aussi à l'intégration des informations extérieures. En période de stress traumatique, il est normal que vous ayez les plus grandes difficultés à vous concentrer, à fixer les informations qui vous sont transmises, par exemple au cours d'une consultation médicale. La médecine moderne souhaite précisément l'*information du patient*, dans le but de faire de celui-ci un *partenaire éclairé* de sa propre prise en charge. Je suis convaincu que cette évolution est un bien.

Cependant, elle pose différents problèmes et en particulier celui du *bon moment* pour transmettre les informations importantes, celles qui concernent par exemple le projet thérapeutique. Une période de stress intense n'est jamais un bon moment, dans la mesure où il existe une sorte de *sidération psychique,* un repli protecteur que tout bon praticien doit savoir repérer pour ne pas informer à mauvais escient. J'ai eu quelquefois l'exemple de patients me certifiant en toute bonne foi que je ne les avais pas mis au courant de tel ou tel aspect de leur traitement, alors que cette information avait été faite de façon complète et rigoureuse. Sans doute, dans ce cas, n'avais-je pas suffisamment évalué la part du stress résiduel, qui impose la *réactivation permanente du dialogue.* Autant dire qu'il n'y a pas une mais des informations, celles que le patient « désire et peut entendre » selon l'expression de Cicely Saunders, célèbre praticienne qui, à partir des années 1960 et notamment au St Christopher's Hospital de Londres, fit beaucoup pour la cause des malades et la compréhension de ces problèmes par les médecins.

Néanmoins, les situations extrêmes sont plutôt rares et il est habituel qu'un patient arrive à gérer sans trop de difficulté son stress initial. La pratique de la relaxation, que nous aborderons dans les prochaines pages, voire dans un second temps quelques exercices cognitifs que je vous proposerai peuvent constituer des aides efficaces (voir pages 53 et 85).

Pour reprendre notre analogie aquatique, toute la question est maintenant de savoir comment vont se recomposer les reliefs de votre monde intérieur. Ce processus s'accomplit au travers de différentes phases qui ont été décrites de façon un peu schématique[1]. Le premier moment est celui de la révolte et du refus : « Pourquoi moi ? », « Qu'ai-je fait pour mériter cela ? », « C'est impossible, je ne peux pas y croire », « Si j'avais su qu'un jour j'aurais un cancer, ah non vraiment, tout sauf cela… » sont des phrases que j'ai souvent entendues.

La révolte et le déni de Claudine

Claudine, 56 ans, m'avait été adressée après avoir été opérée d'un cancer du sein. La première consultation, destinée à discuter de la suite de son traitement, tourna uniquement autour d'une question qui manifestement la taraudait jusqu'à l'obsession : « Comment ai-je pu en arriver là alors que j'avais un suivi par mammographie, dans le cadre du dépistage ? » Il y avait même chez cette patiente une certaine agressivité envers la médecine, taxée d'inefficacité, voire d'incompétence : « C'est bien la peine de croire tous ceux qui racontent à la télévision que le dépistage peut vous protéger... » Je dus me résoudre à consacrer la presque totalité de la première consultation à discuter de ce problème. Il apparaissait clairement que Claudine avait investi le dépistage – qui est un suivi par mammographie destiné, comme son nom l'indique, à dépister des tumeurs au stade de début, donc plus facilement curables – d'un véritable pouvoir magique : celui d'empêcher l'apparition d'un cancer. Cet investissement inconscient n'allait pas jusqu'à la croyance véritable, mais fournissait prétexte à une sorte de fixation obsessionnelle permettant d'éviter temporairement les vraies questions, trop angoissantes, qui concernaient l'avenir. Il y avait donc à la fois une révolte – tournée ici contre la médecine – et une certaine forme de déni.

➤ *Reprendre en main sa destinée*

À la phase initiale peut succéder une phase dite « de négociation », qui correspond sans doute à une volonté exprimée par le patient de reprendre en main une destinée qui semble lui échapper. Le plus souvent, c'est un légitime besoin d'information assorti du souhait bien compréhensible de participer aux décisions qui le concernent. Dans des formes plus extrêmes, cette négociation peut dériver vers des préoccupations peu conformes à la réalité.

Marc

Marc, professeur des universités et chercheur très actif, consacra l'essentiel de la première consultation, au cours de laquelle nous devions parler de sa chimiothérapie pour un cancer de l'estomac, à constater que ce traitement n'était guère compatible avec les multiples occupations professionnelles répertoriées sur son agenda. J'eus le sentiment que le pousser à interrompre son activité pour se consacrer à sa santé, même si, à ce moment-là, cette option paraissait de loin la plus raisonnable, eût été de nature à compromettre son traitement. Je me bornai donc à trouver avec Marc un « créneau » de quarante-huit heures pour débuter ce traitement, en lui indiquant qu'il pourrait ensuite organiser son emploi du temps comme il le souhaiterait et que nous tâcherions de nous adapter au mieux à ses impératifs professionnels. En fait, ce ne fut pas très difficile, car Marc constata rapidement qu'il avait besoin d'une grande partie de son énergie pour supporter sa chimiothérapie et il confia plus tard à l'équipe soignante que nombre d'obligations qu'il considérait auparavant comme de la plus haute importance lui paraissaient désormais presque superflues. Il avoua même être surpris de la relative facilité avec laquelle il avait pu, grâce à la compréhension de ses collègues, ne conserver que quelques activités, à ses yeux les plus gratifiantes et stimulantes pour son moral, sans mettre en péril l'avenir de ses étudiants. Marc devait composer avec les contraintes liées à sa maladie, mais il était important qu'il en fasse lui-même l'expérience et conserve ainsi l'impression d'une certaine maîtrise sur le cours des choses.

➤ *Demander plusieurs avis*

Dans certaines circonstances, le besoin de maîtrise, conjugué à l'angoisse, peut conduire à la prise de multiples avis médicaux. Je parlerai, dans un prochain chapitre, de l'intérêt de la multidisciplinarité et de l'abord collégial des problèmes posés par les patients atteints de cancer (voir page 114). Solliciter plusieurs avis à condition que cela se fasse dans un *cadre concerté et coordonné* est une bonne chose, mais il est des situations confuses où la prise d'avis multiples, véritable « zapping médical » selon une expression à la mode, n'aboutit pas à la constitution d'un projet de soins cohérent, voire retarde inutilement la prise en charge, quand elle ne lui est pas néfaste.

Perdre un temps précieux est risqué

Il y a quelques années, alors que j'étais jeune assistant, je reçus en consultation une patiente d'une cinquantaine d'années, accompagnée de son mari. Il s'agissait d'un couple d'un certain niveau socio-économique, au sein duquel le mari dirigeait manifestement la manœuvre. Avant moi, la patiente avait déjà rencontré plusieurs médecins différents mais je n'arrivai pas à reconstituer précisément ce qui lui avait été dit ou proposé. Toujours est-il que les principaux examens de diagnostic avaient été faits. Cette patiente souffrait d'une forme de tumeur du sein d'évolution très rapide, que l'on appelle « inflammatoire » et qui nécessite la mise en route d'une chimiothérapie dans les plus brefs délais. Je pris tout le temps nécessaire pour lui expliquer que son cas ne posait pas de problème technique ou de difficulté diagnostique particulière et que l'important était de débuter un traitement médical, faute de quoi chaque jour passant faisait augmenter la probabilité d'apparition de métastases. Je réussis même à obtenir une place dans notre service dans les vingt-quatre heures, ce qui n'est pas une mince performance pour qui connaît les difficultés du système hospitalier. Il me semblait l'avoir convaincue, mais encore une fois ce fut son mari qui conclut en disant que, pour lui, l'important était de bénéficier des meilleurs soins au monde, même s'il fallait pour cela consulter à l'étranger, ce qu'il se disposait à faire. De toute évidence, leur quête n'était pas terminée et, en dépit de mes mises en garde, je ne revis jamais cette patiente qui ne se présenta pas dans le service au jour de son rendez-vous.

Cette histoire montre bien toute la difficulté que pose le principe de respect de l'autonomie des personnes, alors même qu'elles paraissent en danger, et aussi à quel point le stress peut perturber le jugement et engendrer des comportements à risque. On voit aussi comment, au sein d'un couple, une partie de la négociation peut être assurée par le conjoint, comme s'il y avait une « projection », une forme d'appropriation des difficultés vécues par la personne malade.

➤ *Le découragement transitoire*

La phase de négociation peut être suivie d'une phase de dépression ou de découragement, un peu comme si le malade constatait le faible impact de ses efforts au regard du malheur qui le frappe. On a pu parler à ce propos d'un travail de « deuil de soi-même », au sens du deuil d'un sentiment d'invulnérabilité, voire d'immortalité, qui est une des constantes de l'âme humaine. Lorsque nous sommes confrontés à un événement qui menace notre vie, nous faisons alors douloureusement l'expérience contraire, celle du *sentiment de finitude.* C'est une blessure narcissique bien cruelle mais aussi un des éléments de votre évolution psychologique et vous devez donc considérer comme « normal » de vous sentir découragé(e) à différents moments de l'évolution de votre maladie.

J'ai personnellement souvent observé ce phénomène en fin de traitement, alors pourtant que le patient devrait se sentir « heureux » d'être libéré des contraintes hospitalières et de passer enfin à autre chose. Bien au contraire, plusieurs facteurs viennent augmenter à ce moment-là le sentiment de découragement, comme l'accumulation de la fatigue générée par des actes thérapeutiques répétés (séances de radiothérapie, de chimiothérapie…) et encore bien davantage la crainte inconsciente d'être abandonné après avoir été l'objet, durant une longue période, de toutes les attentions des soignants.

Il apparaît qu'une phase d'acceptation et de relative sérénité marque la fin de cette longue et progressive évolution psychologique. Évidemment, tout cela est fort schématique, voire caricatural et rien ne se passe dans la vraie vie comme dans les livres. Telle ou telle phase peut très bien ne pas apparaître – ou alors pour une durée très brève –, telle autre se prolonger, ou réapparaître après une certaine éclipse ou atténuation, créant une sorte de « cycle ». Tout peut s'observer, c'est précisément ce qui fait la richesse de la nature humaine[2].

Ces différentes descriptions forment en quelque sorte des repères assez commodes pour saisir les difficultés d'une situation, appréhender le degré et la nature de la souffrance d'une personne malade à un moment donné. De votre point de vue, elles vous aideront à mieux comprendre ce qui se passe en vous, voire à donner un sens à ce qu'intimement vous ressentez.

Les principaux objectifs de votre travail psychique sont la préservation de vous-même, de votre intégrité et le maintien de vos aptitudes sociales et relationnelles. Ces dernières seront nécessairement affectées, créant ce que l'on peut appeler un « stress psychosocial ». Limiter la portée et l'intensité de ce stress constitue le « faire face ». C'est tout l'enjeu du travail que nous réalisons progressivement au fil de ces pages.

Le sens et la vérité

Parmi les nombreux mécanismes mis en jeu par votre cerveau pour « métaboliser » votre stress, la *recherche de sens* est un des plus habituels et des plus communs. La question centrale est, au fond, de donner un sens à une réalité absurde et menaçante – le cancer – qui spontanément n'en a aucun. Nous cherchons tous en permanence à savoir *pourquoi* un événement survient, quelle relation ledit événement peut bien avoir avec notre vie et, surtout, dans la mesure où il occupe pleinement l'instant présent, avec notre passé. Faute d'opérer cette *restitution rationnelle,* nous percevons une sensation d'étrangeté très déstabilisante.

Très souvent, des patients ressentent l'impression d'avoir eux-mêmes provoqué le malheur qui les accable. En général, cela s'opère au nom de l'idée, que j'ai déjà évoquée, qu'un stress antérieur peut avoir donné naissance au cancer. Une dépression datant de quelques années, un divorce, une vie sociale et affective insatisfaisante, ou même un simple sentiment d'autodépréciation les conduisent à imaginer qu'ils étaient ainsi « prédisposés » à « faire un cancer » (notez le sens profond de cette expression : on « fabrique » sa propre maladie). La lecture de magazines grand public, tout autant que des opinions de profanes glanées de-ci de-là m'ont confirmé la force de cette idée dans l'imaginaire collectif : « Tu ne crois pas qu'on fabrique soi-même son cancer parce que l'on est malheureux ou frustré ? », me dit encore récemment un ami au fil de la conversation. Eh bien, sincèrement, non, je ne le crois pas ; mais, si vous êtes malade et que cette idée vous paraît correspondre à votre réalité, je ne chercherai pas à vous en dissuader. Il y a en effet deux niveaux de réflexion : au plan purement scientifique, rien ne permet de penser que cela soit exact. Rien ne permet non plus de penser que cela soit faux et je crains fort qu'aucune démonstration de cette sorte puisse jamais être effectuée avec les moyens de la science moderne, tant le cancer est une maladie *multifactorielle* pour laquelle discerner la part des événements stressants cumulés à l'échelle d'une existence entière relève de la plus pure gageure[3].

Je ferai simplement remarquer que certains facteurs de cancérogenèse hautement plus pertinents que le stress sont bien identifiés et qu'il paraît sans doute déplacé de se demander si l'on risque un cancer parce que l'on est anxieux ou déprimé si, dans le même temps, on fume deux paquets de cigarettes par jour. C'est un peu trivial, sans doute, mais rappelons tout de même qu'en cette matière, il convient de ne pas se tromper d'ennemi.

Ensuite, la difficulté de composer avec cette idée tient au fait qu'elle procède d'une *économie psychique,* d'un mouvement intérieur structurant qui ne doit pas nécessairement être remis en cause au nom de la science triomphante. D'un autre côté, il faut lutter contre le *sentiment de culpabilité* que cette idée engendre. Je vous suggère d'intégrer l'idée que vous n'êtes pas tout(e)-puissant(e), que *vous n'avez pas créé votre maladie comme l'instrument inconscient d'un châtiment que vous auriez mérité.* Les difficultés de la vie engendrent des troubles psychologiques significatifs chez près d'un Français sur trois, disent les études épidémiologiques ; compte tenu de la fréquence également très élevée du cancer au sein de la population, les liens fortuits entre stress psychosocial et survenue d'un cancer sont forcément nombreux. Substituer à un lien qui demeure fortuit jusqu'à preuve du contraire une relation de causalité est abusif ; nous ne sommes plus alors dans le domaine de l'objectivité scientifique mais dans celui de la croyance. Si cette croyance est vôtre, je la respecte mais ne la cautionne pas. Je vous invite plutôt à la regarder avec un peu de distance, parce qu'au fond elle ne changera rien à ce qui va arriver maintenant. Tout sentiment négatif de cette sorte est sans doute un peu d'énergie inutilement perdue au regard du combat que vous menez contre votre maladie.

Faites régulièrement le point sur votre mental

À ce stade de notre dialogue, il me semble nécessaire de faire une pause, qui nous permettra d'extraire la « substantifique moelle » des lignes qui précèdent. Tout d'abord, vous pouvez très bien vous servir de ce livre comme d'un guide et le consulter en toute occasion, particulièrement lorsque vous ressentez une inquiétude accrue ou recherchez une réponse particulière à un problème qui se poserait à vous dans l'instant. Servez-vous-en comme d'un *instrument de travail* et, comme le conseille la sagesse populaire, cent fois sur le métier remettez votre ouvrage. C'est ainsi que la charge émotionnelle contenue à l'intérieur de vous pourra se muer en une force vitale et non contribuer à saper vos propres défenses.

➤ *Mesurez vos progrès*

Je vous propose de résumer ce que nous avons appris sous la forme d'un tableau ; je vous invite à remplir les colonnes ci-dessous en fonction de votre degré d'adhésion à chaque item. Pour cela, relevez la note qui vous correspond le mieux en regard de chacune des affirmations proposées et selon votre degré d'adhésion :

1. J'adhère difficilement à cette idée.
2. Je commence à être en accord avec cette idée, mais pas totalement.
3. J'adhère sans difficulté à cette idée.

La somme des notes vous donnera un score global, destiné à évoluer dans le temps. Il serait utile pour vous de refaire périodiquement cet exercice – surtout après avoir lu ce livre –, de façon à mesurer les changements positifs qui s'opèrent en vous. L'idéal serait d'avoir un score total le plus élevé possible.

	J'adhère difficilement à cette idée.	**C'est encore un problème pour moi.**	**J'adhère sans difficulté à cette idée.**
J'ai un cancer. C'est une maladie fréquente, que l'on sait soigner et guérir, une maladie comme une autre qui n'a rien de diabolique.	1	2	3
Je me rends compte que, dès qu'on parle du cancer, j'ai en moi toutes sortes d'images angoissantes qui ne correspondent pas forcément à ma réalité du moment.	1	2	3
Si je me sens angoissé(e) ou découragé(e), je peux admettre que c'est un état normal dans l'épreuve que je traverse, et surtout passager.	1	2	3
Si je me sens angoissé(e) ou découragé(e), rien ne dit que cela aura un impact négatif sur l'évolution de ma maladie.	1	2	3
Mon cancer n'a pas anéanti mon existence. J'avais une vie avant lui, j'aurai une vie avec lui et après lui.	1	2	3
Je vais sans doute avoir besoin de toute l'aide que peuvent m'apporter mes proches et c'est bien normal : je ferais la même chose pour eux.	1	2	3
Si je pense que je suis responsable de ce qui m'arrive, je peux aussi admettre qu'il y a de très fortes chances que je me trompe.	1	2	3

	J'adhère difficilement à cette idée.	C'est encore un problème pour moi.	J'adhère sans difficulté à cette idée.
Si je pense que je suis responsable de ce qui m'arrive, je peux aussi admettre que cette idée ne m'apporte rien de positif et qu'elle est même totalement nuisible.	1	2	3
Je ne souffre pas à l'idée que les autres (mes amis, mes collègues de travail…) sachent que je suis malade.	1	2	3
Il n'y a rien, dans ma vie sociale et professionnelle, à quoi je ne puisse renoncer temporairement pour me soigner.	1	2	3
Je vais construire avec mes proches et avec l'équipe soignante une alliance thérapeutique. Cette idée m'aide à ne pas me sentir seul.	1	2	3
Je souhaite m'informer sur ma maladie pour aider efficacement mon médecin à me soigner.	1	2	3
Je peux guérir car la guérison du cancer est une réalité scientifique. Croire le contraire est un fantasme, quelque chose d'irrationnel.	1	2	3

➤ *Petit bréviaire pour les grands découragements*

J'ai bien conscience qu'à certains moments, les défenses les mieux construites, les argumentaires les plus convaincants peuvent être submergés par le doute. Il y a des moments de souffrance contre lesquels on ne peut rien, parce que toute rationalité est par définition abolie. Souffrance et solitude vont d'ailleurs de pair, dans cette espèce de gouffre intérieur à jamais inaccessible à autrui.

L'angoisse de Marc

« Je me lève avec ça, dit Marc, 57 ans, enseignant. L'angoisse commence dans le demi-sommeil du réveil, jusqu'à un paroxysme qui correspond au moment où je réalise : je suis gravement malade. Subitement, je me sens mal, disons que j'ai mal à l'intérieur de moi. Ce n'est pas possible, ce n'est pas vrai, ce n'est pas juste : j'ai dû rêver cette histoire. Pourtant non, tout est réel, je me dis que je vais mourir, je me tourne et me retourne dans le lit ; je ne dormirai plus bien que la nuit ait été trop courte. Ces pensées sont impossibles à chasser. Parfois, au cours d'une conversation, ou si je suis occupé à bricoler, j'oublie fugitivement, jusqu'à ce que la sordide réalité revienne : comment ai-je pu cesser d'y penser ? C'est pire que ma maladie, c'est le cancer psychique, ça me ronge. Personne ne peut comprendre ce que je vis, ressentir ce que je ressens. On me parle des psys, c'est bien beau, pour discuter c'est très bien, mais ils ne peuvent pas me débarrasser de mon cancer. Au fond je n'ai pas grand-chose à leur dire. La seule chose qui me ferait du bien, c'est qu'ils me promettent que je vais guérir. »

Vous n'êtes pas seul

Il n'y a pas de recette pour venir facilement à bout d'un tel tourment. Mais, au moment même où votre souffrance atteint les limites du tolérable, elle rejoint le cri silencieux de milliers, de millions de malades du cancer. Nous entendons ce cri, nous qui sommes en bonne santé – mais qui peut dire pour combien de temps ? – et il doit aussi vous consoler, non à l'idée de la douleur des autres – la belle affaire – mais en raison du partage d'une expérience universelle, celle de la souffrance, de la finitude, de l'humaine nature. Scrutez les visages de la foule anonyme : combien cachent ce terrible tourment qui pourtant vous paraît si singulier ? Sortez de vos ténèbres intérieures, ouvrez-vous à nouveau vers le monde, écoutez-le vivre et palpiter. Vous faites toujours partie de lui, votre maladie n'a rien changé de ce point de vue. Observez la réalité autour de vous, familière, rassurante : meubles, objets du quotidien… Rien ne vient témoigner d'un « avant » idyllique et d'un « après » funeste, rien ne marque vraiment une rupture irrémédiable. Un accident de parcours, tout au plus.

J'ai pris la plume pour vous le dire, moi aussi. Je serais heureux si vous gardiez à portée de main ce témoignage fraternel ; si ce petit livre servait parfois à rendre votre monde plus vivable.

Pensez à vos proches

Ils vous connaissent et vous estiment, et il y a aussi ceux que vous avez marqués sans le savoir. J'aime assez ce bouquin racontant l'histoire d'un homme qui se croyait seul et insignifiant au moment de mourir et qui pourtant avait, sans le savoir, changé le cours du destin de cinq de ses contemporains[4]. Il y a des gens qui pensent à vous plus que vous ne le croyez, d'autres qui vous ont aimé(e) silencieusement, d'autres qui vous admirent alors que vous les croyez indifférents. Et puis, il y a ceux que vous n'avez pas encore rencontrés, ceux que la vie vous réserve pour après, après la maladie, après la guérison !

Dans les moments de désespoir : ne les aimez-vous pas plus que vous-même ? Il faut être là, vivant(e), pour eux, pour vous. Lorsque le noir vous envahit, tournez-vous vers eux : que pensent-ils ? que feront-ils aujourd'hui ? que ferez-vous ensemble ce soir ? Demandez à vos enfants, à votre conjoint, frère, sœur, parents… comment ils vont… Embrassez-les, éprouvez leur présence, c'est la vie, la certitude de la vie.

Dans le moment particulier d'une souffrance intime, se confier à un proche peut atténuer ce que vous ressentez. Il est possible que vous ayez certaines réticences à vous adresser ainsi à ceux que vous aimez, par pudeur, ou volonté de ne pas les « contaminer » par votre tristesse. C'est une communication parfois difficile, marquée par leur souffrance, aussi, qui fait écho à la vôtre et reste indicible pourtant. Malgré tout, dans la brièveté d'une confidence, d'un mot réconfortant, d'un geste tendre, vous pourrez trouver un puissant *effet cathartique – qui fait « évacuer » la douleur* – et relativiser vos craintes.

Faites des projets

Il est vital également de faire des projets. Projets à très court terme : « Je ne me sens pas bien, mais j'ai décidé de ne pas me laisser submerger par le pessimisme : si nous allions au cinéma ce soir ? » Projets plus lointains : « En ce moment, ça ne va pas fort, mais j'ai décidé de ne pas annuler mon séjour au bord de la mer cet été. » De tels projets vous inciteront à lutter, à tendre vers leur réalisation. C'est pourquoi il faut faire coexister les plus immédiats – ceux qui se concrétiseront le plus facilement et vous procureront les satisfactions les plus rapides – avec les plus lointains, les premiers vous faisant entrevoir la possibilité de réaliser les seconds. Ne négligez donc pas les petits bonheurs que vous offre le quotidien.

En face d'une même réalité, il existe une multitude de réactions possibles, mais une certaine inclination à l'optimisme est toujours souhaitable. Si vous ne pouvez pas changer la réalité, vous pouvez décider d'en modifier le vécu.

Enfin, la pratique de la relaxation dans de tels moments peut s'avérer profitable : nous y viendrons plus loin (voir page 85).

Quels sont les remèdes à défaut de recettes ?

En ce moment, vous souffrez beaucoup parce que vous vous dites que tout est perdu et l'angoisse monte au fur et à mesure que s'installe cette conviction.

• Discutez avec un proche.
• Éprouvez son amour… et le vôtre.
• Confiez-vous à lui, à elle.
• Éprouvez le caractère rassurant de la réalité qui vous entoure, de la routine de votre journée.
• Faites un projet pour les heures qui viennent.
• Faites des projets à plus long terme.
• Répétez-vous comme un leitmotiv : cela va aller mieux, je vais m'en sortir, j'ai le droit de vivre et d'être heureux(se), avec ceux que j'aime et qui m'aiment.
• Répétez-vous encore : j'ai de bons médecins, un bon traitement, je vais guérir.
• Lisez au besoin des passages de ce livre.
• Relaxez-vous.

➤ *Relativisez vos craintes*

Tenir un journal de bord

Ce que je vais vous proposer ici va peut-être vous sembler un peu curieux, mais pourquoi ne pas tenter malgré tout l'expérience ? À vrai dire, tout ce que vous risquez de perdre éventuellement, c'est un peu de temps. Je voudrais vous proposer de tenir une *sorte de journal intime.* Vous avez sans doute passé l'âge de cette pratique plutôt commune chez les adolescentes et il ne s'agit évidemment pas de cela. Appelons-le votre *journal de bord,* par exemple ; celui du capitaine qui, malgré la tourmente, tiendra la barre de son navire jusqu'à bon port. Ce serait en fait le journal des pensées que vous éprouvez de façon automatique, au cours d'une journée type, et qui ont un lien, même très général, avec le vécu de votre maladie : une image, un souvenir, une idée toute faite, une peur, l'appréhension d'un contact avec un proche, une relation de travail, votre médecin… Tout ce qui peut s'inscrire dans votre histoire actuelle et refléter les mille et une nuances de votre état intérieur. Vous serez surpris(e) du nombre de pensées automatiques que produit, presque à chaque instant, notre appareil psychique.

Identifier les pensées automatiques

La plupart du temps, nous n'y prêtons pas attention, mais certaines d'entre elles véhiculent des inquiétudes ou des sentiments de découragement qui constituent de véritables agressions contre nous-mêmes. Elles peuvent refléter certains modes de fonctionnement, peut-être hérités de l'enfance, que nous ne remettons jamais en cause, faute de les identifier. Les psychologues parlent volontiers de « schémas » intérieurs. À titre d'exemple, le sentiment d'autodépréciation est assez commun chez nombre de nos contemporains. Si je suis intimement persuadé que je ne vaux rien, je risque d'interpréter dans ce sens de multiples événements de la vie quotidienne. Par exemple : « Les résultats professionnels de mon entreprise sont moyens ces temps-ci : c'est sans doute lié à mon inefficacité ou à mon incompétence » ; ou bien encore : « Cette personne que je ne connais pas m'a souri. C'est sans doute pour se moquer de moi ou par compassion, car je suis incapable de susciter un quelconque intérêt », etc. Ces pensées peuvent à la longue devenir déprimantes et, sans aucun doute, les confronter à la réalité est un travail nécessaire et salutaire.

Pour revenir aux exemples sus-cités, je peux très bien me rendre compte que de mauvais résultats professionnels peuvent être liés à une conjoncture particulière, ou encore à des difficultés vécues par toute une équipe, sans que mes propres résultats soient si inférieurs à ceux de mes collaborateurs. Quant à la personne qui m'a souri, peut-être l'a-t-elle fait par simple courtoisie et sans arrière-pensée... Si je ne confronte pas mes pensées à la réalité objective, j'interpréterai toujours les faits de la façon la plus noire et la plus décourageante et un perpétuel sentiment d'impuissance m'envahira.

Dans la situation qui est la vôtre aujourd'hui, il est possible que nombre de pensées négatives vous assaillent. Le traumatisme intérieur que vous vivez a pu produire des schémas exclusivement négatifs, ou bien réactiver des tendances antérieures, marquées par le pessimisme, la culpabilité, le manque de confiance en soi... Les pensées les plus communes, si j'en crois les malades dont je m'occupe, sont liées à leur devenir (« Je suis fichu(e) », « Je ne guérirai jamais », « Lorsqu'on a cette maladie, on ne peut pas s'en sortir ») et aux conséquences des traitements (« Je ne pourrai jamais affronter une chimiothérapie », « Les rayons vont me brûler »). Très souvent aussi, certaines de ces pensées viennent d'autres personnes, mais vous les avez intégrées sans les critiquer. Lorsque l'on est malade, lorsque l'on s'apprête à subir un examen ou un traitement, il y a toujours des individus bien intentionnés qui, sous couvert de compassion ou de la simple relation de leur propre expérience, vous décrivent à l'envi les prétendus tourments que vous allez vivre.

De bien légères paroles

Julie, 45 ans, est atteinte d'un cancer du sein. Elle a été opérée il y a plusieurs années, puis des métastases osseuses sont apparues. Julie suit un traitement hormonal simple et efficace, qu'elle tolère parfaitement et qui a bloqué l'évolution de sa maladie. Elle travaille normalement et vient à ma consultation tous les deux mois. Tandis que je l'examine, elle me raconte avec fatalisme une anecdote dont je sens bien qu'elle l'a profondément touchée : « Vous vous rendez compte : la fille de ma cousine a 30 ans et elle fait déjà un cancer du sein. Apparemment, il s'agit d'une tumeur localisée, prise au début. Le chirurgien s'est montré rassurant. C'est très bien, j'en suis ravie pour cette jeune femme que j'aime beaucoup... Mais sa mère n'a pas pu s'empêcher de me dire que c'était beaucoup moins grave que chez moi ! Elle s'est rassurée en me faisant du mal et le pire, c'est qu'elle ne s'en est même pas rendu compte. »

Agir sur vos pensées automatiques

Il est cependant possible d'agir sur vos pensées automatiques et, au-delà, sur les sentiments négatifs qu'elles produisent en vous. Pour cela, vous devez :

1. Les identifier.
2. Les confronter à la réalité.

D'où l'idée de ce journal de bord. En premier lieu, l'écriture est en soi un soulagement et une mise à distance.

Je crois que le simple fait de relater par écrit un événement, une émotion en diminue considérablement l'intensité et la portée. Lorsque l'on écrit, on formalise, on concrétise, on rend lisible ce qui était souvent confus en soi. Ensuite, il s'agit d'une pratique très utile pour ne pas oublier les conseils que vous aurez entendus au cours d'une consultation ou d'une hospitalisation. N'hésitez pas à vous munir d'un petit carnet, de façon à ne pas perdre la spontanéité de vos pensées ; c'est précisément leur caractère automatique qui les destine à être oubliées, aussitôt après avoir produit leur effet psychologique néfaste.

Vous allez donc, à tête reposée, par exemple le soir chez vous, identifier sans difficulté vos pensées négatives.

• Dans un premier temps, essayez de mesurer votre degré d'adhésion à ces pensées. Attribuez-leur une note de « crédibilité », de 0 pour « je n'y crois pas du tout », à 10 pour « j'en suis absolument convaincu(e) ».
• Essayez de ressentir à nouveau ce qu'elles éveillent en vous : est-ce de l'anxiété ? du découragement ? un sentiment d'étrangeté, de colère ?

Il est fort probable que la répétition de cet exercice entraînera une diminution progressive de la charge émotionnelle véhiculée par ces pensées et que vous commencerez à éprouver un soulagement.

Affronter l'épreuve de réalité

C'est l'étape la plus importante. Si vous êtes amené(e) à vivre des hospitalisations, des traitements, certains de ces moments difficiles que vous redoutez tellement, vous vous servirez de ce vécu comme d'une pierre d'achoppement pour éprouver vos croyances. Vous apprendrez ainsi à les relativiser, à mesurer en elles la part de l'irrationnel, de ce qui vous fait inutilement du mal.

Sylvie et ses cheveux

Sylvie, dynamique quadragénaire, est cadre supérieur dans une grande entreprise : « Lorsque vous m'avez parlé de chimiothérapie et du risque de perdre mes cheveux, j'ai cru que le monde s'écroulait autour de moi. Je me voyais à jamais incapable de revoir mes collègues de travail, d'imaginer que je pourrais à nouveau diriger une équipe de collaborateurs. Cette mutilation allait bien au-delà de mon seul physique : c'était la marque de ma déchéance inéluctable. Je rêvais que j'étais chauve, que mon mari me quittait. L'horreur !

Pourtant, c'est moi qui ai décidé de faire couper mes longs cheveux blonds, dont j'étais si fière. Finalement, la principale "mutilation" a eu lieu chez mon coiffeur et c'est moi qui ai dirigé la manœuvre. J'en suis sortie avec les cheveux très courts et, ma foi, ce n'était pas si mal. Par la suite, au moment de la première cure de chimiothérapie, j'ai moins pensé à mes cheveux et davantage aux effets secondaires. En fait, tout s'est bien passé, avec un peu de fatigue dans les jours qui ont suivi, sans plus. Deux semaines plus tard, j'ai commencé à perdre mes cheveux, mais cela n'avait plus d'importance car ils repousseront après la chimio. J'ai une perruque qui fait plutôt illusion et figurez-vous que j'ai fini par accepter une réunion de travail, au cours de laquelle je me suis montrée à mon avantage. Une collègue m'a même demandé avec étonnement comment j'avais pu échapper à l'alopécie malgré une chimiothérapie lourde ! Aujourd'hui je regrette de m'être tourmentée à ce point et surtout mon mari n'a toujours pas demandé le divorce. Au contraire, on dirait qu'il est plus attentionné que jamais. »

Si nous simulons le petit exercice indiqué ci-dessus à partir du témoignage de Sylvie, cela pourrait donner :

1. Si je perds mes cheveux, ma vie professionnelle sera irrémédiablement fichue. Degré de croyance = 9/10.

2. Si je perds mes cheveux, ma vie affective sera totalement bouleversée. Degré de croyance = 8/10 (en réalité

Sylvie m'a indiqué qu'elle comptait tout de même sur la compassion de ses proches).

Gageons que si Sylvie avait eu ses propres pensées sous les yeux, elle aurait pu d'emblée se rendre compte que la pensée 1 signifie à peu de choses près : « Mes capacités intellectuelles et ma personnalité se situent dans mes cheveux » ou encore : « Sans mes cheveux, je ne suis plus digne d'exercer mon emploi. » Ces équivalences suffisent à discréditer la croyance initiale.

Quant à la pensée 2, elle revient presque à dire : « Mon mari et plus généralement mes proches ne m'aiment que pour mes cheveux ! »

Avant même d'avoir été confrontée à la réalité, Sylvie aurait pu ramener d'elle-même ses notes de crédibilité à de plus justes proportions. Il était néanmoins indispensable qu'elle fît elle-même l'expérience d'une certaine « atténuation émotionnelle » et surtout d'une réassurance toute rationnelle.

À présent, il est possible que, passé le moment de la crise intime, vous puissiez utiliser votre stress comme une *énergie positive* et restaurer votre force vitale. Dans les pages qui suivent, j'essaierai de vous présenter les arguments scientifiques et médicaux qui supportent la nécessité de prendre sérieusement en charge le stress du malade atteint de cancer ; je vous proposerai également quelques moyens simples d'évaluer la nature et le degré de votre souffrance intérieure et, si nécessaire, quelques pistes pour recourir à une thérapie psychologique, voire un traitement médicamenteux.

CHAPITRE 2

Faire du stress une force vitale

Personnalité, émotions et cancer

Nous n'avons à ce jour aucune donnée sérieuse démontrant que le stress peut être à l'origine d'un cancer ni avoir quelque influence sur l'évolution de la maladie. J'emploierai ici indistinctement les termes « stress » ou « désordres émotionnels », bien qu'ils ne soient pas à vrai dire synonymes, le premier pouvant être à l'origine des seconds. Nous ne nous embarrasserons donc pas de distinctions subtiles pour discuter de ces questions.

➤ *Le corps est-il un tout dominé par la sphère psychique ?*

Il y a une idée tenace, fortement ancrée dans l'imaginaire populaire et régulièrement relayée par les médias : le « moral » est un déterminant majeur. Il faut se battre sans quoi la maladie l'emportera. Derrière cette vérité toute faite apparaît probablement une conception globale de la santé, les érudits diraient *holistique*, qui veut que, tout retentissant sur tout, le terrain sur lequel se développe la maladie va conditionner son évolution. Nous avons hérité ces conceptions totalisantes de très anciens systèmes théoriques développés dans l'Antiquité par les praticiens mythiques que furent, par exemple, Hippocrate à l'époque de l'âge d'or grec ou encore Galien, contemporain de l'empereur romain Marc Aurèle.

Le corps humain serait un tout dont les parties organiques et psychiques sont indissociables et dont le fonctionnement est en tout point comparable à celui de la nature et de ses éléments, d'où l'existence de *tempéraments* – chaud, froid, sec, humide – prédisposant au développement de telle ou telle affection. En un mot, dans cette conception particulière de la physiologie, l'organisme vivant engendre sa propre pathologie. Je n'entrerai pas ici dans un débat sur le bien-fondé de ces conceptions qui ont été mises à mal par la médecine scientifique, mais dont les défenseurs sont encore nombreux, notamment parmi les promoteurs des médecines dites « douces » ou « alternatives ». Je constate simplement leur permanence dans l'imaginaire collectif et au travers de ce que me disent les patients dont je m'occupe.

Il faut souligner que la science occidentale, depuis Descartes, a opéré une distinction entre l'âme immatérielle et le corps organique. À cette dualité, vécue comme artificielle par les adversaires du rationalisme, s'opposent les conceptions holistiques qui, non seulement font du corps et de l'âme un tout, mais postulent la prééminence de l'âme et par conséquent ses capacités d'influer – positivement ou négativement – sur la vie biologique.

Dans cette conception, il peut paraître logique *a priori* que le stress, l'anxiété, la dépression et autres difficultés existentielles favorisent le développement des cancers. De la même manière, toute action de nature à favoriser l'équilibre psychologique et spirituel serait bénéfique. Faire le point sur ces questions est nécessaire car, s'il est facile d'admettre que le confort moral est en général souhaitable, le « rôle du stress » est loin d'être clair aujourd'hui et, surtout, rien ne doit être prétexte à vous sentir coupable d'éprouver tel ou tel sentiment ou sensation de mal-être.

Un argument, les récepteurs des globules blancs

Certains travaux dans le domaine de la biologie pourraient encourager les hypothèses « psychiques » concernant la naissance et le développement des tumeurs.

Certaines cellules sanguines, les globules blancs, ont un rôle très important dans la défense de l'organisme contre les infections et les cellules cancéreuses. Elles participent au fonctionnement du système immunitaire. On sait depuis peu qu'elles portent à leur surface des *récepteurs de neurotransmetteurs,* substances chimiques produites dans le cerveau par les cellules nerveuses et qui agissent comme messagers d'un neurone à l'autre. Le système fonctionne comme une clé, le neurotransmetteur, et sa serrure, le récepteur situé à la surface de la cellule. Lorsque le neurotransmetteur se branche sur le récepteur cellulaire, il produit un *effet biologique* qui va modifier le comportement de la cellule. Les neurotransmetteurs ont un rôle majeur dans la genèse des sensations et des émotions, et de certaines maladies comme la dépression[1,2].

De là à penser que notre cerveau peut agir sur le fonctionnement de notre système immunitaire et, en quelque sorte, piloter nos défenses contre les agresseurs, il n'y a qu'un pas que d'aucuns franchiraient aisément. Y aurait-il ainsi une connexion neuro-immune ? Actuellement, on ne sait pas à quoi servent ces récepteurs dans la mesure où l'on ne connaît pas précisément la nature de leurs effets s'ils sont activés[3].

Immunité, profils psychologiques et devenir des malades

Très récemment, un groupe de chercheurs de l'hôpital universitaire de Berne (Suisse) a étudié le comportement des cellules du système immunitaire de 239 patientes qui venaient d'être opérées d'un cancer du sein et pour lesquelles ces chercheurs disposaient de profils psychologiques. Ils ont très clairement mis en évidence une « réactivité immunitaire biologique » plus grande chez les patientes en état de bien-être, ayant le moral au beau fixe et une certaine volonté d'adaptation[4]. Et voici que le « tout est dans tout », si peu scientifique par nature, retrouve par le fait de science une certaine pertinence… Cependant, ces données biologiques n'ont pas été confirmées dans les études de suivi des malades. Des résultats surprenants et contradictoires ont été rapportés.

• Il y a quelques dizaines d'années, une équipe de chercheurs américains s'était attachée à établir les profils psychologiques de femmes présentant un cancer du sein très évolué dans le but d'établir des corrélations avec l'évolution de la maladie. Les patientes qui vécurent le plus longtemps, les « longues survivantes », étaient considérées comme globalement plus anxieuses, culpabilisées et déprimées. Celles dont la survie fut la plus courte avaient une vision plus positive de l'existence et manifestaient très peu de sentiments hostiles envers leur entourage et le monde en général[5]. Faudrait-il donc conclure que plus le moral est mauvais, meilleures sont les capacités de lutte contre la maladie ? Ce paradoxe a vite été contredit par des études plus récentes.

• Après dix ans de traitement et suivi pour un cancer du sein, on observe un taux de rechute augmenté de près de 50 % chez les patientes qui présentaient initialement une « vision pessimiste » de leur maladie. Dans cette étude anglaise, l'existence d'une dépression à proprement parler n'est pas associée à un plus grand risque de rechute, pas plus que la « volonté de se battre » (*fighting spirit*) n'améliore le devenir des malades[6].

Si l'on en croit nos amis anglais, c'est plus votre vision globale, optimiste ou non, de votre propre avenir, qui pourrait interagir avec votre maladie, encore que l'on ne peut déduire d'une telle étude que le pessimisme *agit sur la maladie,* alors qu'il pourrait être simplement le *témoin inconscient d'une maladie plus grave.* En d'autres termes, on pourrait imaginer qu'une fatigue, un affaiblissement général, ou d'autres facteurs plus subtils liés à une maladie plus menaçante, plus grave, pourraient induire le sentiment d'aller moins bien, donc un certain pessimisme. Hypothèse gratuite ? Sans doute. En tout cas, je souhaitais vous faire voir qu'un lien de causalité de cette nature n'est pas facile à établir. N'oublions pas non plus qu'il n'est pas simple d'évaluer l'optimisme ou le pessimisme, ni que tel sentiment « négatif » la veille deviendra « positif » le lendemain…

• Des résultats similaires chez des patients atteints de mélanome malin ont été rapportés par une équipe australienne. En outre, dans cette étude, une perception négative de la valeur du traitement par les patients, avec une inquiétude exprimée significative, s'avère péjorative. Au contraire, les patients en meilleure forme morale ainsi que les patients mariés ont une maladie qui évolue plus favorablement[7].

Le problème du statut marital pourrait paraître incongru ici, tant on a du mal à voir ses liens avec l'immunité. Il ne s'agit cependant pas du fait du hasard, puisque une autre étude, menée cette fois chez des patients souffrant de cancer du côlon et du rectum, confirme que le fait d'être marié est lié à une diminution du risque de mourir de cette maladie[8]. On imagine aisément qu'une personne mariée bénéficie de relations affectives stables, se sent soutenue par son entourage et motivée à l'idée de se soigner efficacement.

Il y a une grande difficulté à saisir, dans la prolifération de données qui concernent le moral, le pessimisme, l'esprit combatif, la personnalité, les aspects sociaux… ce qui procède vraiment de la cause, de la conséquence ou du facteur confondant. Au fond, s'il s'agit de vous sentir coupable à l'idée d'être « stressé(e) » comme si cela pouvait avoir fait naître votre maladie (ou contribuer aujourd'hui à l'aggraver), à l'évidence la science ne peut pas cautionner cette idée. Si, en revanche, vous souhaitez vous sentir mieux et si vous pensez ainsi favoriser votre combat contre la maladie, alors comment ne pas vous y encourager ?

La dépression perturbe-t-elle votre combat contre le cancer ?

Tout se complique lorsque l'on considère un état particulier de l'humeur que l'on appelle la dépression. Il s'agit d'un état de ralentissement, de tristesse intérieure, d'extrême difficulté à se concentrer, de perte d'intérêt pour le monde environnant et de capacité à éprouver des émotions positives. C'est une perte de l'élan vital, une véritable douleur morale accompagnée d'une vision noire de l'avenir, de perte d'appétit, de troubles du sommeil, d'anxiété… Cet état intérieur concerne des dizaines de milliers de nos compatriotes et peut survenir à n'importe quel moment de l'existence, y compris chez les individus les mieux adaptés socialement, les plus brillants, les plus célèbres[9]. Il est particulièrement fréquent chez les personnes souffrant de cancer.

Il n'existe aucun consensus scientifique sur la relation cancer-dépression. Certains auteurs ne trouvent aucune relation[10]. D'autres affirment que l'affect dépressif joue un rôle négatif sur l'évolution de la maladie[11,12,13].

J'ai personnellement coordonné un programme de recherche sur ce sujet. Nous avons étudié les désordres émotionnels de femmes âgées de plus de 70 ans recevant une chimiothérapie pour un cancer de l'ovaire, pensant qu'ils étaient probablement sous-estimés. Les résultats plaident clairement en faveur d'un risque de mortalité plus grand chez les femmes souffrant de désordres émotionnels et plus particulièrement de dépression. Mais, compte tenu de ce qu'est la dépression chez une personne âgée, le renoncement, le refus d'être soignée, la dénutrition, le laisser-aller, la perte d'autonomie, je me garderai bien d'affirmer que c'est l'affect dépressif en tant que tel qui modifie les relations entre le cancer et l'organisme[14].

• *Il n'existe aujourd'hui aucune preuve scientifiquement recevable que le moral agit de telle ou telle manière sur l'évolution de la maladie cancéreuse et sur vos chances de guérison.*
• *Tous les cancérologues savent que des guérisons sont régulièrement obtenues chez les patients les plus anxieux, pessimistes et déprimés, tout comme chez les patients les plus actifs et disposés à se battre.*

Les synthèses des données publiées à ce jour dans des revues scientifiques sérieuses concluent que les résultats obtenus, pour être intéressants, n'en sont pas moins préliminaires et contradictoires. Si l'on admet que certaines relations statistiques existent, le lien de causalité entre désordres émotionnels et cancers de mauvais pronostic n'a pas été établi[15,16].

Vous pouvez donc vous donner le droit de « craquer », rien ne permet de dire que cela compromet, en aucune manière, la bonne prise en charge de votre maladie. L'éditorialiste d'une grande revue scientifique, le *British Medical Journal*, conclut avec beaucoup de sagesse un article consacré aux relations entre psychisme et cancer :

« Il n'y a pas de preuve absolument formelle que l'adaptation psychologique joue un rôle important vis-à-vis du risque de rechuter ou de mourir d'un cancer. Les patients atteints de cancer ne devraient pas se sentir contraints d'observer telle ou telle attitude préconçue, destinée à réduire leur risque de rechute ou améliorer leur survie[17]. »

Traiter les troubles émotionnels contribue-t-il à lutter contre le cancer ?

Cette question appelle une réponse de bon sens : le bien-être psychique permet de consacrer toute votre énergie à lutter contre la maladie et d'accepter la lourdeur des traitements. Il est assez difficile cependant d'apprécier de façon objective les bienfaits d'une prise en charge adéquate de la souffrance morale liée au cancer.

En 1989, un article publié dans la revue *The Lancet* par une équipe de psychiatres de l'Université de Standford (Californie) fit grand bruit, car il semblait démontrer qu'une psychothérapie de groupe améliorait la durée de vie de femmes atteintes de cancer du sein métastatique. Cinquante patientes ayant bénéficié de ces séances hebdomadaires – en plus, bien sûr, du traitement spécifique de leur cancer – furent comparées à trente-six autres qui avaient été prises en charge de façon « classique ». Avec dix ans de recul, il apparaissait que les patientes qui avaient suivi les séances de psychothérapie et pu dialoguer avec d'autres patientes et avec des psychologues vivaient deux fois plus longtemps que les autres. Il n'en fallait pas plus pour faire la fortune scientifique du docteur Spiegel – le coordinateur de l'étude – et soulever l'enthousiasme dans la communauté des psychologues et psychiatres qui s'intéressent à la cancérologie – que l'on appelle *psycho-oncologues*.

De nombreuses équipes se lancèrent alors dans cette voie de recherche et diverses études furent menées dans le but de confirmer les résultats de Spiegel. Aujourd'hui, leurs résultats sont disponibles avec suffisamment de recul pour que l'on soit autorisé à formuler certaines conclusions et le moins que l'on puisse dire est que celles-ci sont contradictoires. Tout d'abord, aucun effet lié aux thérapies de groupe ne peut être démontré, contrairement à ce que l'on avait cru avec Spiegel. Ensuite, certaines études retrouvent un effet positif des *thérapies individuelles* – un thérapeute, une patiente – mais sont contredites par la majorité des autres qui ne retrouve pas semblable bénéfice[18,19,20].

Si nous jetons aujourd'hui un regard critique sur l'article « princeps » du *Lancet*, certaines constatations s'imposent qui n'échapperaient même pas aux plus jeunes de nos étudiants en médecine. Tout d'abord, l'effectif de la population étudiée est insuffisant. Pour démontrer sans risque de se tromper l'effet d'un traitement, quel qu'il soit, sur le devenir de malades atteintes de cancer du sein, il faut que plusieurs centaines – voire plusieurs milliers – de patientes soient prises en compte. Ensuite, il est nécessaire de tenir compte de tous les facteurs « extra-psychiques » qui ont une influence sur le devenir des malades et qui sont liés à la maladie cancéreuse elle-même, aux traitements, aux particularités physiologiques individuelles. Cela s'avère d'une grande complexité et, aujourd'hui, la comparaison de cinquante patientes à trente-six « témoins » telle que Spiegel la décrivit en 1989 ferait un peu sourire et ne paraîtrait pas dans une revue scientifique aussi sérieuse que *The Lancet*.

Il est possible aussi que le caractère particulièrement novateur de ces travaux ait contribué à leur grande popularité, sans que leurs fondements scientifiques initiaux aient été examinés d'assez près. Il est possible que trop de passion, d'enthousiasme, de volonté de *prouver* ce que de nombreux psychologues – et autant de malades – vivent et ressentent, aient passé outre la rigueur et la prudence que commande la vraie science. Au fond, peut-on en vouloir à ceux qui cherchent à promouvoir le soutien psychologique des malades ?

Il vous faut donc aborder ces questions avec *sérieux et sérénité.* Sérieux, parce que d'éventuels troubles émotionnels peuvent vous faire du mal, moralement comme physiquement. Sérénité, parce que le traitement de votre cancer reste efficace dans tous les cas et parce que l'objectif premier du soutien psychothérapique – s'il est nécessaire – est d'*améliorer votre moral, pas de soigner votre cancer.*

Essayons de progresser un peu ensemble dans la reconnaissance de vos difficultés éventuelles et de la nécessité, le cas échéant, de recourir à une aide spécialisée.

Peur et découragement ou angoisse et dépression : question de degré ou question de nature ?

L'épreuve du chaos intérieur, pour spectaculaire qu'elle soit, est fréquente, pour ne pas dire, à des degrés divers, inévitable. Le plus souvent, elle aboutit à une recomposition acceptable et satisfaisante de votre paysage intérieur. Parfois, cet itinéraire vers le mieux-être tarde à s'accomplir. La souffrance morale, le mal-être, le sentiment d'étrangeté persistent. Vos difficultés personnelles, par leur intensité, leur durée, leur retentissement affectif, peuvent nécessiter des soins, incluant si nécessaire la prise de médicaments.

Il faut d'abord tordre le cou à toutes sortes de craintes d'être devenu(e) un(e) « anormal(e) », un(e) « malade mental(e) » ou je ne sais quelle autre espèce de paria destiné à finir entre les mains des psychiatres, ou sous l'emprise d'une quelconque camisole chimique. Là encore, la dédramatisation est de rigueur. La portée affective de ce que vous vivez est largement suffisante pour provoquer un état anxieux majeur, voire une dépression. Ces états de crise personnelle, provoqués ou réactivés par le stress, peuvent ensuite évoluer de façon pratiquement autonome et constituer une affection à part entière. Il est donc nécessaire de ne pas laisser s'installer un état de malaise intérieur permanent, à l'évidence nuisible à votre motivation et qui vous privera d'une grande partie de l'énergie que vous devez consacrer à lutter contre votre maladie cancéreuse.

➤ *Les critères de souffrance excessive*

Quels sont alors les principaux critères qui vous aideront à dépister une souffrance excessive et, le cas échéant, à demander une aide spécifique à votre médecin ? Je vous en propose une liste qui bien sûr n'est pas exhaustive et qui ne constitue pas non plus un *absolu* :

- Votre souffrance, qui peut prendre l'aspect d'une grande inquiétude ou d'un découragement très profond (voire les deux), est presque permanente, sans moment de répit.
- Elle dure depuis plus de trois semaines sans amélioration notable.
- Elle perturbe votre vie affective, vos relations quotidiennes avec vos proches.
- Elle perturbe votre vie sociale en général, vos relations aux autres.
- Elle gêne éventuellement la prise en charge de votre maladie cancéreuse.
- Elle retentit sur votre sommeil et/ou votre appétit, au-delà de ce que peut provoquer votre maladie elle-même.

À partir de là, essayons de remplir ensemble une échelle de *cotation* de cette souffrance, pour en apprécier l'intensité, puis son amélioration dans l'avenir. Je n'ai bien évidemment aucune prétention à établir ici un *diagnostic* à l'emporte-pièce ; si nécessaire, cela doit être fait sérieusement, par un professionnel de l'évaluation des difficultés psychologiques (nous en parlerons un peu plus loin). Je pose simplement quelques jalons pour vous aider à prendre conscience d'une certaine gravité, qui dépasse vos seules ressources et mérite une aide extérieure.

➤ *Évaluez votre souffrance*

Nous allons construire ensemble ce que les savants appellent une *échelle visuelle analogique.* Cet instrument d'une simplicité biblique est en réalité un très bon moyen d'évaluation de votre éventuel malaise intérieur. Commencez donc par dessiner sur une feuille de papier un trait horizontal, avec deux propositions extrêmes de signification opposée :

Je ne ressens aucune souffrance morale particulière.

Je ressens une souffrance morale extrême, la pire qui soit.

Ensuite, situez-vous par une croix sur cette échelle, par exemple :

X

Je ne ressens aucune souffrance morale particulière.

Je ressens une souffrance morale extrême, la pire qui soit.

Enfin, mesurez à l'aide d'un double décimètre les grandeurs A et B :

A B

Je ne ressens aucune souffrance morale particulière.

Je ressens une souffrance morale extrême, la pire qui soit.

Calculez alors le score obtenu = *[A/(A + B)] × 10.*

Si le résultat obtenu est supérieur à 3, alors il est probable que vous souffrez de désordres émotionnels significatifs, c'est-à-dire qui nécessitent d'être évoqués avec votre équipe soignante[21]. En outre, cette « mesure » peut être répétée dans le temps et l'évolution du score constituera un reflet fidèle des transformations de votre moral.

Les deux principales perturbations de votre état intérieur sont l'angoisse et la dépression.

L'angoisse est une peur excessive, qui survient sans raison immédiate d'avoir peur et qui se prolonge de façon anormale, avec quelquefois un sentiment de catastrophe ou de mort imminente, ou encore une impression d'étrangeté de l'environnement habituel (déréalisation), une sensation de n'être plus soi-même (dépersonnalisation). Il faut dire également qu'une anxiété excessive peut entraîner des manifestations somatiques (corporelles) telles que : sensation d'oppression sur la poitrine ou d'essoufflement (difficulté à remplir complètement ses poumons ou « faim d'air », assez caractéristique), palpitations, envies fréquentes d'uriner, ballonnements, maux de ventre, vertiges, maux de tête… Cependant, dans la mesure où vous souffrez d'une maladie cancéreuse, de tels symptômes ne doivent jamais être rattachés à une anxiété sans avoir au préalable exploré les autres causes possibles. Par exemple, une difficulté respiratoire peut être en relation avec un problème pulmonaire ou cardiaque ou encore avec une anémie (chute des globules rouges, très fréquente lorsque l'on reçoit une chimiothérapie). Les symptômes évoqués ci-dessus ne sont jamais de l'ordre du banal chez un(e) malade atteint de cancer ; c'est pourquoi vous ne devez jamais les négliger et les signaler à votre équipe soignante.

La dépression, dont j'ai décrit plus haut les symptômes, est une glaciation, un vide intérieur. Rien, dans la vie quotidienne, ne semble avoir d'intérêt, tant la personne déprimée est accaparée par sa souffrance, cette douleur morale, ce mal à l'âme parfois si intolérable qu'il pousse à envisager la mort comme une délivrance… L'appétit est diminué, parfois au contraire le déprimé est en proie à des crises de boulimie. Le sommeil est perturbé par des réveils matinaux trop précoces, vers quatre ou cinq heures, ou bien au contraire par une hypersomnie qui sert de refuge devant l'impossibilité d'affronter la vie.

Rien n'est simple si l'on songe qu'*angoisse et dépression sont liées.* D'une part, l'angoisse fait partie des symptômes de la plupart des dépressions. D'autre part, certains psychiatres considèrent que l'angoisse persistante serait une forme larvée de dépression.

➤ *Verbalisez vos sensations*

Voici un petit inventaire sous la forme de quelques questions simples que vous pouvez vous poser. Il vous aidera à préciser ce que vous ressentez, à le verbaliser, à en faire part le cas échéant à votre médecin. Dans l'appréciation de vos difficultés personnelles, la nature des symptômes compte tout autant que leur *fréquence* (combien de fois dans une journée, une semaine…) et leur *intensité.*

Durant la semaine passée…	Fréquence	Intensité
J'ai éprouvé une sensation de grande inquiétude, comme si quelque chose de grave et d'irréversible allait m'arriver de façon imminente (par exemple peur panique de mourir).	Souvent Parfois Jamais	Intolérable Forte Modérée
J'ai eu des idées noires concernant l'avenir.	Souvent Parfois Jamais	Intolérable Forte Modérée
J'ai eu du mal à me concentrer, à réfléchir ou à m'intéresser à ce qui m'entoure (tâches quotidiennes, télévision, lecture…).	Souvent Parfois Jamais	Intolérable Forte Modérée
J'ai eu des difficultés à m'endormir et/ou je me suis réveillé(e) inhabituellement tôt.	Souvent Parfois Jamais	Intolérable Forte Modérée
J'ai pensé qu'il vaudrait mieux que je sois mort(e) plutôt que d'endurer mes souffrances actuelles.	Souvent Parfois Jamais	Intolérable Forte Modérée
J'ai eu envie de renoncer à tout traitement de mon cancer.	Souvent Parfois Jamais	Intolérable Forte Modérée

Toute la difficulté est de savoir si le malaise que vous ressentez est transitoire, lié de façon normale au stress traumatique dont j'ai parlé dans le chapitre précédent, auquel cas votre angoisse est très proche d'une peur banale qui va s'atténuer et votre mouvement dépressif n'est qu'un découragement un peu marqué.

Si votre propre appréciation de la situation actuelle vous conduit à penser qu'il vous faut solliciter une aide spécifique, vous devez absolument le faire. La souffrance psychique est un des éléments liés à une maladie cancéreuse et doit être prise en charge de façon attentive. Toute prise en charge médicale digne de ce nom doit comporter la possibilité de vous orienter vers un professionnel du soin psychologique ; les services de cancérologie sont même dotés, pour la plupart, de ces collaborateurs hautement qualifiés, qui y exercent une partie – ou la totalité – de leur temps. Il s'agit de psychologues et de psychiatres ; la principale différence entre ces deux catégories de spécialistes est que les psychiatres peuvent se prévaloir du titre de médecin et par conséquent prescrire, si nécessaire, des médicaments. Il est également possible que vous soyez dirigé(e) vers un spécialiste exerçant en cabinet de ville ; l'essentiel est qu'un lien soit établi, qu'il soit acquis que votre souffrance est reconnue et va être traitée comme telle. De mon point de vue, c'est une des conditions nécessaires à une prise en charge globale de qualité de votre maladie cancéreuse. Il n'y a aucune honte à se reconnaître souffrant, ni à faire appel à cette compassion mêlée de compétence qu'on appelle empathie, qualité que l'on est en droit d'attendre de tout soignant.

Médicaments et psychothérapies : faire le bon choix

Si une assistance psychologique spécifique est requise, comme c'est souvent le cas à la phase initiale de la maladie cancéreuse, je sais par expérience que l'incertitude est double :

- Comment trouver le « bon » psychothérapeute ?
- Faut-il prendre des médicaments, tranquillisants et/ou antidépresseurs ?

➤ *Trouver le bon psychothérapeute*

Cette question est d'une grande complexité, déjà pour les patients qui n'ont pas de cancer et, si j'ose dire, souffrent « seulement » de troubles psychologiques. La rencontre avec un psychothérapeute, quelles que soient ses compétences et son expérience, est un imprévu relationnel qui se solde parfois par une déception. Sans que l'on sache vraiment pourquoi, on peut se sentir mal à l'aise avec un thérapeute, avoir l'impression de ne pas être compris(e). Si c'est le cas, le plus simple est de vous en ouvrir librement à la personne que vous consultez et de voir avec elle si un progrès est possible. Il faut également que vous sachiez que certains thérapeutes peuvent ne pas se sentir à l'aise avec le cancer, soit parce qu'ils n'en ont aucune expérience, soit parce que cette maladie leur fait peur, ce qui va souvent ensemble.

Les psychologues et psychiatres sont de plus en plus nombreux à être convaincus de l'intérêt d'une collaboration étroite avec les services de cancérologie, de façon à ce qu'ils appréhendent de façon globale l'histoire des patients dont ils s'occupent. Certains d'entre eux consacrent même l'essentiel de leur temps aux difficultés morales des malades du cancer, participant à l'essor d'une discipline que l'on nomme *psycho-oncologie*[22].

La spécificité de votre prise en charge psychothérapique dépend aussi de la formation de votre thérapeute. Les techniques d'approche relationnelle sont très nombreuses. Dans notre pays, l'influence de la psychanalyse reste importante ; il s'agit d'une approche du psychisme humain à partir de l'histoire individuelle, notamment du développement affectif lors de la petite enfance. Les psychanalystes invitent donc volontiers leurs patients à l'introspection, à la découverte de leur inconscient ; ce sont des thérapeutes qui écoutent volontiers, dit-on, et parlent peu.

> Michelle, 46 ans, décrit de façon sans doute caricaturale une approche un peu trop « psychanalytique » de son problème : « Je voulais savoir comment j'allais réagir à l'ablation de mon sein et, pendant plusieurs séances, il n'a fait que me parler de mon enfance, de mes relations avec ma mère. Franchement, j'ai le sentiment d'avoir eu une enfance sans histoire et j'aimerais bien qu'il me parle de mon présent. »

Il y a d'autres écoles de thérapeutes : comportementaliste, cognitiviste… qui recourent à des approches différentes, moins tournées vers l'examen du passé, ou qui considèrent la personne dans son instantanéité plutôt qu'à travers son histoire. Il n'est pas de mon propos d'établir ici une quelconque hiérarchie, ce d'autant que de nombreux thérapeutes mêlent astucieusement différentes techniques, extrayant de chacune d'elles ce qu'il y a de meilleur ou de mieux adapté au patient. Ce sont les progrès que vous ferez au cours de votre thérapie, qui vous conforteront dans le bien-fondé de votre choix. N'oublions pas que la première fonction d'une thérapie est le soutien, car le lien relationnel est *thérapeutique en soi*. Ce que vous pouvez attendre d'un thérapeute, c'est avant tout sa disponibilité : sans doute votre état intérieur requiert-il un soutien qui ne soit pas nécessairement assujetti à des « séances » dont la rythmicité est immuable ; sans doute est-il utile que vous puissiez joindre facilement votre thérapeute – à des horaires raisonnables tout de même – par téléphone. Tout cela fait, au moins en partie, la qualité de cette relation psychologique qui s'opère en conséquence d'une maladie somatique.

J'insisterai ici sur la *vitalité de la parole*. De nombreux malades m'ont expliqué qu'ils ne voyaient aucun intérêt à discuter de leur maladie avec un psychologue dans la mesure où cela ne les ferait pas guérir pour autant. Certains s'enferment dans une sorte de silence douloureux, comme s'ils devaient consacrer toute leur énergie mentale à lutter contre le malheur qui les accable. Or j'ai vérifié de nombreuses fois que *l'émergence de la parole est aussi l'émergence de la vie,* de la volonté de vivre. Je ne saurais trop vous engager à tenter au moins d'établir ce lien avec un tiers, un étranger qui deviendra rapidement pour vous un familier, car il y a des données intérieures qui sont comme des secrets à jamais inaccessibles à nos proches, mais sans doute pas à un thérapeute.

➤ *Les médicaments*

Abordons maintenant la difficile question des médicaments. Tranquillisants et autres antidépresseurs sont les fidèles compagnons du mal de vivre de bien des Français ; certains collègues psychiatres se sont élevés contre cette surconsommation bien souvent inutile, résultat d'une conception purement biologique et pharmacologique de la souffrance morale et conséquence d'une insuffisance d'écoute, voire d'un rejet social[23].

À l'inverse, la *psychologisation* systématique de la souffrance intime, excluant toute aide médicamenteuse au profit d'un absolu de la relation psychothérapique, me paraît à bien des égards un excès dogmatique tout aussi condamnable. Nous sommes dans la dialectique de l'œuf et de la poule : le neurone fonctionne mal parce qu'il est soumis à un stress intense, ou bien le stress est présent parce que le neurone fonctionne mal. « Peu importe, soulagez-moi », dira le malade. Ce soulagement peut être obtenu en utilisant un médicament, à condition que la prescription soit mûrement réfléchie et surtout régulièrement évaluée au cours du temps.

Il me paraît aujourd'hui tout à fait clair que des troubles anxieux et dépressifs survenant en réaction à l'annonce d'une mauvaise nouvelle (diagnostic de cancer, échec d'un traitement…) chez des personnes par ailleurs indemnes de tout antécédent de souffrance psychique sont à même de bénéficier d'un traitement médicamenteux, là où le soutien psychothérapique seul mettra davantage de temps à porter ses fruits.

Les principaux traitements que nous utilisons dans le contexte cancérologique sont les anxiolytiques (qui combattent l'angoisse) et les antidépresseurs (qui améliorent le moral).

Les anxiolytiques

Le terme « anxiolytique » est sans doute abusif, car cette famille de médicaments ne fait pas disparaître l'angoisse, au sens littéral. En réalité, ces molécules sont des *sédatifs*, qui entraînent une baisse de la vigilance et parfois même une certaine somnolence, ce qui peut être gênant pour les activités de la vie quotidienne et notamment dangereux pour la conduite automobile. Ces médicaments ne sont pas des traitements de fond de l'anxiété ; ils ont une action transitoire, de quelques heures tout au plus, et permettent en quelque sorte de passer un cap. Une de leurs bonnes indications est le traitement de l'*insomnie d'endormissement* : vous n'arrivez pas à vous endormir parce que vous avez peur de vous laisser aller, mais, une fois le sommeil venu, votre nuit se passe sans encombre. Un anxiolytique s'avérera efficace dans ce cas. Il vous aidera également si vous êtes sujet(te) à des *crises d'angoisse*, qui sont de véritables paroxysmes survenant sur un fond d'inquiétude. J'ai souvent observé en revanche que l'anxiété permanente, surtout si elle est mêlée de symptômes dépressifs, est mal soulagée par les anxiolytiques utilisés seuls, parce qu'il est nécessaire de les utiliser fréquemment durant la journée et sur de longues périodes. Apparaît alors un des principaux inconvénients de ces médicaments : la *pharmacodépendance*, c'est-à-dire la difficulté de s'en passer. Le sevrage brutal s'accompagne souvent d'une réapparition de l'anxiété, voire d'autres « symptômes de manque » : sueurs, palpitations, vertiges, irritabilité, insomnie...

Les anxiolytiques les plus prescrits aujourd'hui appartiennent à la famille des benzodiazépines : Temesta®, Tranxène®, Séresta®, Xanax®, Lysanxia®, Lexomil®... Ils sont maniables et efficaces et dans l'ensemble pas trop sédatifs si vous prenez soin de les utiliser aux doses les plus faibles possibles. Ils ont une utilité au cours des chimiothérapies car ils contribuent à réduire le risque de nausées. Ils créent cependant quelquefois des troubles de mémoire et surtout posent un *problème majeur de dépendance.* À utiliser donc avec parcimonie et le moins longtemps possible.

D'autres médicaments anxiolytiques peuvent être prescrits, à titre d'exemple :

• L'Atarax® est un médicament de la famille des *antihistaminiques* et possède par conséquent un effet antiallergique, ce qui explique que votre médecin peut vous le conseiller au titre de prémédication avant un scanner si vous présentez un risque d'allergie à l'iode (contenu dans le produit injecté par voie intraveineuse au moment de cet examen). C'est surtout un sédatif puissant qui n'entraîne pas de dépendance ni de trouble de mémoire et présente très peu d'interactions avec les nombreux médicaments utilisés pour traiter le cancer. Je le conseille souvent comme un très bon remède de l'insomnie d'endormissement. Pris de façon répétée durant la journée, il peut néanmoins être responsable d'une somnolence. Dans certains cas, heureusement rares, les malades qui en prennent ressentent une excitation paradoxale avec une impression de tension intérieure, ce qui va à l'encontre du but recherché et conduit à choisir un autre anxiolytique qui conviendra mieux.

• Le Nozinan® appartient à la famille des *neuroleptiques sédatifs* et, à condition d'être utilisé à faible dose (pas plus de 25 mg/j), a les mêmes avantages que l'Atarax® avec sans doute un effet encore plus prononcé sur l'insomnie. Sa très bonne tolérance me conduit à le proposer régulièrement aux malades âgés, plutôt que les somnifères purs, que je déconseille de façon générale, parce qu'ils sont difficiles à manier et source de dépendance.

Un traitement anxiolytique pris de façon quotidienne ne devrait pas durer plus de deux mois, pour deux raisons principales :

• Ce serait le signe que la cause profonde de l'anxiété n'a pas été traitée. Vous avez besoin d'une prise en charge psychothérapique, peut-être d'un antidépresseur. L'anxiolytique joue ici un rôle de cache-misère.

• Vous risqueriez désormais d'être dépendant(e) de ce médicament, dont vous ne pourrez plus vous passer alors même que l'anxiété aura disparu. Je suis souvent frappé de constater que certains malades prennent des anxiolytiques pendant des années à cause de cet engrenage pharmacologique qui, cela dit en passant, remplit bien les caisses des industriels qui les commercialisent. Petit à petit, guéris de leur cancer, ils deviennent les esclaves de ces molécules qui les auront aidés durant quelques semaines avant de les réduire à l'état de drogués pour très longtemps, voire, chez certains d'entre eux (notamment les personnes âgées), pour toujours.

Les antidépresseurs

Les antidépresseurs, eux, sont des traitements de fond de l'humeur dépressive, encore qu'il serait plus juste de dire qu'ils sont des neurotoniques – des stimulants des neurones – puisqu'ils modifient la chimie des cellules nerveuses. L'effet « antidépresseur » correspond à un abus de langage, car il assimile des sentiments comme la tristesse ou le pessimisme à des réactions chimiques. En tout cas, ces médicaments peuvent vous aider considérablement si vous êtes déprimé(e) et c'est bien ce qui compte. Je voudrais ici m'élever contre une idée à mon sens fausse, qui tendrait à associer traitement antidépresseur et dépression maladie ou dépression sans cause véritable dans l'environnement psychosocial de la personne (en d'autres termes celle qui relèverait de la psychiatrie). La dépression réactionnelle (ou « normale ») liée à la maladie cancéreuse, qui n'aurait par conséquent aucune cause biologique, ne réagirait pas pour certains aux antidépresseurs. Il s'agit là d'une vision caricaturale démentie chaque jour par ce que me disent les malades, à qui les antidépresseurs rendent la vie plus facile et les idées noires moins présentes, même s'ils ne guérissent pas leur cancer. Par ailleurs, il est probable que toute dépression comporte un dysfonctionnement biologique plus ou moins marqué et des facteurs déclenchants ou aggravants. Nous laisserons donc de côté la vieille querelle des partisans de la « psychogenèse » et de l'« origine biologique » pour établir un constat pragmatique : en cancérologie, lorsque leur prescription est mûrement pesée, les antidépresseurs marchent.

À la différence des anxiolytiques, ils doivent en général être pris durant plusieurs mois et même au-delà du moment précis où votre dépression paraît guérie. En effet, ces médicaments mettent plusieurs semaines à agir – n'arrêtez pas votre antidépresseur avant un mois si vous ne ressentez aucune amélioration ! – et le fait de les poursuivre suffisamment longtemps prévient le risque de rechute.

Deux grandes familles sont en général utilisées :
• Les antidépresseurs tricycliques comme l'Anafranil® et le Laroxyl® : sans doute les plus efficaces, mais ils sont aussi ceux qui provoquent le plus d'inconvénients, bouche sèche, troubles visuels, difficultés pour uriner, vertiges par chute de la tension artérielle. En outre ils ne sont pas nécessairement très compatibles avec les traitements du cancer. C'est pourquoi nous ne les proposons pas en première intention. Le Laroxyl® présente la particularité d'être sédatif ; il vous conviendra donc particulièrement si vous êtes déprimé(e), anxieux(se) et si vous avez du mal à dormir. C'est tout l'intérêt de concilier en un seul médicament les vertus d'un antidépresseur, d'un anxiolytique et d'un somnifère que l'on trouve hélas si souvent associés sur les ordonnances de nos malades ;
• Les antidépresseurs agissant sur la sérotonine (substance chimique fabriquée par les neurones et considérée comme une des « hormones de la dépression », parce qu'elle serait en déficit dans cette maladie) sont aujourd'hui les plus prescrits en médecine de ville : Prozac®, Deroxat®, Norcet®, Effexor®, Seropram®, Zoloft®... Ils sont en général bien tolérés, encore qu'il faille se méfier des troubles digestifs (nausées, diarrhée) et des petits malaises qu'ils induisent parfois. Ils sont plutôt « neutres », c'est-à-dire sans effet sédatif majeur, mais le Prozac® possède un effet stimulant qui me fait vous conseiller de l'éviter si vous ressentez une forte anxiété, car il pourrait l'aggraver.

D'une manière générale, la prescription et le suivi d'un traitement médicamenteux anxiolytique et/ou antidépresseur requièrent autant de sérieux et d'attention que celle de votre traitement anticancéreux. Si les compétences d'un psychiatre sont parfois requises, une concertation permanente avec votre cancérologue est nécessaire, car on ne peut pas considérer la souffrance morale indépendamment du contexte qui soit l'a provoquée, soit contribue à l'entretenir. La psycho-oncologie est un des éléments de la multidisciplinarité en cancérologie.

Enfin un principe simple qui vaut tout particulièrement pour les malades du cancer peut être retenu : autant que faire se peut, il faut éviter l'accumulation des médicaments *psychotropes* (qui agissent sur le moral) et encore plus la prescription conjointe de plusieurs médicaments de la même famille. Sauf exception dûment justifiée par un psychiatre, il n'y a pas lieu de vous prescrire plusieurs antidépresseurs ou plusieurs anxiolytiques en même temps. C'est une pratique dommageable que personnellement j'observe beaucoup trop souvent, ce d'autant qu'elle résulte en général du renouvellement d'ordonnances successives par des prescripteurs différents, sans qu'aucun d'eux n'ait pris la peine de reconsidérer l'indication posée par son prédécesseur ou de résister au patient terrifié à l'idée que l'on touche à ses « médicaments pour les nerfs ». Or, si ces médicaments sont à même de vous apporter une aide très efficace, vous devez absolument retenir que leur *mésusage* vous fera aussi courir des risques importants.

Vers le réinvestissement du corps

La maladie cancéreuse pose un problème très particulier quant à la relation que vous entretenez avec votre propre corps. C'est, d'une certaine manière, le *paradoxe de la haine et de la compassion.* Originellement, la tumeur cancéreuse est née dans votre corps, mais c'est aussi un hôte indésirable qui œuvre contre vous, un peu comme si votre corps s'était engagé, à votre insu, dans un processus de corruption. Vous pouvez éprouver un sentiment de rejet, voire de haine contre ce corps désobéissant, ce corps qui vous avilit et aliène votre liberté. En même temps, votre engagement dans un processus thérapeutique procède d'une volonté de restauration de votre corps et de soulagement d'éventuelles souffrances : c'est un mouvement de compassion envers vous-même et d'autoconservation.

➤ *Un nouveau schéma corporel*

Nous avons en nous-mêmes une certaine représentation de notre corps, que l'on appelle *schéma corporel.* C'est, en permanence, la conscience de ce que nous sommes, à la fois dans le monde et distinctement de lui. Ce schéma doit désormais s'inscrire dans cette ambiguïté, cette ambivalence des sentiments, cette tension nouvelle. Parfois même, le traitement du cancer induit des mutilations inévitables, qui sont le prix à payer pour guérir : ablation d'un sein, perte du larynx et des cordes vocales, « anus artificiel »… sont autant de privations d'une partie de vous-même, de votre intimité, des conditions de vos relations aux autres.

Face à l'évolution chaotique de ce corps perdu, étranger, menaçant parfois, la tentation du repli intérieur ou pire, de la détestation de soi-même est parfois présente. J'espère avoir suffisamment œuvré, dans les pages précédentes, contre la tentation de croire à la « tumeur-punition » que vous auriez vous-même fabriquée par volonté d'autodestruction. C'est un sentiment de toute-puissance injustifié que de vous penser capable de contrôler jusqu'aux recoins les plus infimes de votre corps, jusqu'aux cellules qui constituent vos tissus, jusqu'aux atomes de votre matière vivante. Si nous sommes multiples par notre psychisme – chacun admet assez bien de voir coexister en lui plusieurs personnalités différentes, telles des déclinaisons de son moi formant un tout cohérent –, nous le sommes aussi par notre physiologie et notre biologie. Une partie de votre organisme s'est exprimée sur un mode « catastrophique », il faut lui reconnaître cette autonomie. Donc, point de haine contre elle – et *a fortiori* contre vous –, point d'étrangeté : *cet accident naturel géographiquement localisé n'est pas une remise en cause de votre éthique biologique.*

➤ *Les bienfaits des thérapies corporelles*

Dans cette mesure, tout ce qui peut concourir à vous faire sentir à l'aise dans votre corps est souhaitable. Les thérapies sont nombreuses et variées : sophrologie, yoga, autres techniques de médiation corporelle… Vous pouvez, dans un premier temps, éprouver les bienfaits de la simple relaxation – sous réserve, bien sûr, qu'il n'y ait pas de contre-indication médicale (notamment respiratoire) à l'exercice qui va suivre.

Un exercice de relaxation simple et efficace

Il suffit pour cela de vous allonger sur le dos, dans un endroit confortable, pas trop éclairé, les paumes des mains tournées vers le ciel. L'expérience première est celle de la maîtrise de la respiration, en gonflant votre abdomen en inspiration et par conséquent en faisant l'expérience de cette composante abdominale de la respiration. Tout se passe comme si l'air inspiré entrait par le ventre avant de passer dans le thorax. Cette respiration abdominale libérera les tensions présentes dans votre thorax et vous aidera naturellement à vous décontracter, jusqu'à ne plus y penser. Il vous faut veiller également à ne pas hyperventiler, c'est-à-dire respirer trop vite et superficiellement. L'hyperventilation est une conséquence habituelle de l'anxiété que, paradoxalement, elle augmente en provoquant des modifications de la chimie cérébrale. En réalité, face au stress, nous respirons toujours trop vite. En prenant le contrôle de l'inspiration puis de l'expiration, à un rythme lent et régulier, en retenant l'air à l'intérieur de vous un peu plus longtemps qu'à l'habitude, vous commencez à introduire en vous-même ce calme auquel vous aspirez. Vos premiers exercices, de quelques minutes, peuvent se limiter seulement à cela : *vous calmer en respirant bien.* Vous verrez que ce n'est pas aussi simple qu'il y paraît. Lorsque vous aurez acquis la maîtrise de cet exercice, vous pourrez le répéter à des moments stratégiques : avant une consultation médicale où l'on doit vous annoncer le résultat d'un examen, avant une séance de chimiothérapie – idéal pour faire diminuer les éventuelles nausées – ou de radiothérapie, dans votre chambre avant de « descendre au bloc » pour une intervention chirurgicale, bref, dans tous ces moments de stress intense où il est bon de conserver un certain contrôle sur soi.

Prenez conscience de votre corps

Au-delà, vous pouvez passer à des exercices de relaxation plus élaborés. Un de ceux-là est la *prise de conscience progressive de chacun des segments de votre corps* : orteils, plante et dos des pieds, mollets, jambes, bassin… et ainsi de suite en remontant jusqu'au visage. Sur chaque partie, vous essayez de vous concentrer mentalement en éprouvant une sensation de lourdeur, qui progressivement se diffuse à la partie adjacente de votre corps. Lorsque l'ensemble du corps est ainsi « alourdi », vous éprouvez une sensation de « laisser-aller » total, un peu comme si vous alliez, sous l'effet de la pesanteur, passer à travers le plancher. Il se peut qu'à ce moment vous perdiez plus ou moins le sens de la position des membres, ceux-ci devenant comme engourdis, ce qui est tout à fait normal et témoigne de votre état de relaxation.

Réalisé quotidiennement, ou du moins plusieurs fois par semaine, le contrôle respiratoire et la relaxation seront des alliés précieux de votre bien-être et de votre combativité. Vous pouvez aussi, en fonction du plaisir que vous ressentez, introduire un peu plus de sophistication : atmosphère musicale relaxante (on trouve aujourd'hui en grande surface des CD consacrés entièrement à cela), « visualisation » par imagerie mentale de lieux ou de scènes agréables.

Si enfin vous ressentez le besoin d'aller plus loin, vous vous tournerez vers des professionnels des techniques d'harmonisation individuelle – dont certains d'ailleurs exercent leurs talents à l'hôpital – après avoir pris conseil auprès de votre équipe soignante bien entendu.

SECONDE PARTIE

Agir – Entrer dans la bataille

CHAPITRE 3

Devenir acteur et partenaire des décisions qui vous concernent

Au fil des pages qui précèdent, vous avez pu construire, progressivement, cette confiance en vous-même et en l'avenir qui fonde votre capacité à agir. Dans cette relation très particulière qui se noue avec votre équipe soignante et, plus spécialement, avec votre médecin, votre place est singulière. Vous êtes à la fois *sujet* agissant et pensant, capable d'exprimer des plaintes aussi bien que des souhaits, et *objet* de l'attention des autres, des analyses, des examens radiologiques. Il y a dans votre quotidien une part d'espérance et de souffrance qui vous est personnelle et quelque chose de votre destin qui vous échappe et que, par nécessité, vous déléguez aux autres en raison de leurs compétences. Compétences techniques, bien sûr, indispensables, mais aussi humaines. Je suis convaincu que la richesse relationnelle née d'un véritable *partenariat* avec les soignants vous offrira les conditions optimales d'une prise en charge efficace.

Docteur, j'ai confiance en vous !

Il y a dans cette phrase si souvent entendue lors d'une consultation de nombreux sens cachés. Parfois, elle signifie : « Je vous accorde ma confiance, faites que je ne le regrette pas » ; ou bien : « Je ne peux pas prendre seul(e) les bonnes décisions, faites-le pour moi parce que vous en avez la capacité »… et mille autres choses encore qui tiennent à des nuances relationnelles souvent si subtiles. Ce lien de confiance est vital, pour vous-même, mais aussi pour votre médecin qui y trouvera le fondement de cette *collaboration sereine* que devrait constituer tout lien thérapeutique.

Intrinsèquement, cette relation est d'emblée déséquilibrée. Vous êtes malade, fragilisé(e), l'univers médical vous est inconnu, éventuellement angoissant. Pour vous, tout se joue dans ce moment crucial de la consultation médicale ou de la visite du cancérologue à votre chevet. Le médecin, lui, se situe dans le cadre plus neutre de son exercice professionnel et, même s'il vous consacre toute l'attention que vous méritez, il n'évolue pas dans le même registre émotionnel. Heureusement d'ailleurs, car c'est à cette condition qu'il conservera le sang-froid et l'objectivité nécessaires et pourra vous rassurer. D'emblée, cet inconnu à blouse blanche s'immisce par nécessité dans les recoins les plus intimes de votre vie, pose des questions, remonte le cours de votre histoire personnelle et dispose d'un accès à votre corps – l'examen clinique – qui peut aller jusqu'à des manœuvres intrusives (un examen gynécologique par exemple) que vous n'accepteriez ordinairement de personne. Ce déséquilibre vous place dans une situation d'infériorité, de dépendance, qui vous renvoie en écho la vulnérabilité induite par la maladie. Ouvrier, employé, avocat ou ministre, entre les mains du médecin, on est rendu à la condition du corps souffrant. C'est, du côté du professionnel de santé, un pouvoir exorbitant par nature, qui ne doit sa légitimité qu'à une indispensable contrepartie : le soin. C'est aussi une immense responsabilité qui exige de celui qui l'exerce tact, douceur, respect et sens de l'éthique.

La psychanalyse nous enseigne que cette relation de dépendance et d'intimité évoque, de façon inconsciente, la prime enfance, le lien parental. Quelque chose d'affectif se joue, se projette dans la relation malade-médecin ; c'est un investissement émotionnel en lui-même original, qui concentre les réminiscences du passé et les incertitudes de l'avenir. Les psychanalystes appellent *transfert* cette charge émotionnelle investie du malade vers le médecin. Ce dernier, s'il est ouvert et attentif, laisse entrer en lui-même cette part d'irrationnel, en assume ses résonances propres et réagit par un *contre-transfert*, un investissement émotionnel en retour.

➤ *Du côté des soignants*

On parle rarement des émotions ressenties par les soignants ; c'est du reste un sujet plus ou moins tabou. Dépositaires du savoir scientifique et de la toute-puissance technologique, le médecin, l'infirmière… ne sont pas censés avoir des états d'âme. Pour être soignant cependant, on n'en est pas moins homme (et femme). Le contexte particulier de la maladie cancéreuse fait qu'inévitablement se nouent avec les malades et leurs familles des liens extraordinairement riches, divers, intenses, qui ne peuvent laisser indemne le plus expérimenté d'entre nous. Parce qu'elle évoque un souvenir, une expérience heureuse ou douloureuse, des êtres chers, quelque chose de personnel et d'indicible, telle ou telle situation s'avérera bouleversante. Il est des guérisons inespérées qui vous transportent de bonheur et de cuisants échecs qu'un soignant peut vivre pratiquement comme le deuil d'un proche. La formation, l'expérience, le travail en équipe sont autant de protections contre cette vulnérabilité qui pourrait devenir paralysante. Mais elles ne peuvent éviter les moments de fatigue, de découragement, les mouvements dépressifs que traverse immanquablement tout soignant au cours de sa vie professionnelle. Ces difficultés convenablement polies par l'expérience sont la noblesse de notre métier, mais elles compliquent singulièrement la relation médecin-malade : la confiance souvent inquiète du malade vient rencontrer la conscience parfois troublée du médecin !

➤ *Une confiance réciproque*

De même qu'il existe un transfert et un contre-transfert, il y a une confiance et un *sentiment de confiance* ressenti par le médecin, qui engage de fait sa relation au malade dans un climat de sérénité. Pour parler clair, si la confiance est bonne pour le malade, elle permet sans doute au médecin de donner le meilleur de lui-même. Je ne dis pas qu'il faut qu'à toute force vous exprimiez votre pleine et entière confiance à votre médecin, car la confiance n'est pas une séduction factice ; c'est avant tout une manière d'être réciproque, une forme d'authenticité. Ce n'est donc pas un sentiment qui se conquiert sans effort, de part et d'autre.

Il se peut que vous n'ayez pas pleinement confiance en votre médecin, pour des raisons que vous-même seriez incapable d'expliquer. Il semble compétent et respecté de ses collaborateurs, il vous consacre tout le temps nécessaire et pourtant quelque chose ne va pas, un flou subsiste. Je vous conseille de vous en ouvrir à lui très simplement. Certains malentendus reposent sur des non-dits relatifs à de tout petits détails et créent un climat délétère (par exemple une imprécision sur la durée d'un traitement, le malade s'attendant à sortir plus tôt du service). Il en est de même du côté du soignant ; en ce qui me concerne, si je ressens une difficulté quelconque, par exemple une tension relationnelle, ou un malaise perceptible, je n'hésite pas à en parler aux personnes concernées, à leur demander ce qui ne va pas le cas échéant. Il n'y a rien de pire que cette sorte de cloisonnement réciproque qui fait dire au malade : « Il est compétent sans aucun doute, mais il ne me dit rien ; j'ai l'impression qu'il me cache des choses » et au médecin : « Il (elle) se méfie de moi ; quoi que je fasse ou dise, j'ai l'impression de ne pas convaincre. »

Je crois enfin que le meilleur moyen de vaincre d'éventuels blocages est la réactualisation du lien par la répétition des consultations, des contacts : ce que l'on n'a pas réussi tel jour, on le réussira un autre jour, dans un climat plus propice. Une tension, une incompréhension peuvent être passagères, sans compter que malades et soignants peuvent avoir, comme on dit, de bons et de mauvais moments. La confiance, c'est la clé d'une communication réussie, d'une information bien comprise, d'un projet partagé.

Choisir un mode relationnel

L'une des évolutions les plus positives que la société a imposées à la médecine est le passage d'une relation paternaliste à une relation où prédomine l'autonomie du malade, entend-on régulièrement. De mon point de vue, c'est un des exemples les plus criants de ces raccourcis sociologico-médiatiques tellement prisés. Le problème est plus complexe, bien qu'il se pose en des termes simples : quel est le but recherché dans la relation malade-médecin ? Réponse : le bien du malade, à l'évidence. Toute la difficulté réside dans les moyens employés pour y parvenir.

➤ *La conception paternaliste*

Dans cette conception aujourd'hui si décriée, qui fut pratiquement le seul mode relationnel en vigueur jusque dans les années 1970, le raisonnement est le suivant : le malade est fragilisé, moralement par la connaissance de son mal, physiquement par la maladie elle-même et par les traitements. Il n'est donc pas en pleine possession de ses moyens pour prendre les bonnes décisions le concernant. En outre, il ne connaît rien à la médecine et ne possède pas les données nécessaires. Il est donc inévitable que le médecin s'engage à ses côtés et assume à sa place la responsabilité des décisions à prendre, un peu comme un père le ferait pour son enfant. Il faut mesurer à quel point l'attitude dite paternaliste suppose que le médecin se montre à la hauteur, à la fois techniquement et humainement, en assumant sa pleine et entière responsabilité et en protégeant son malade.

L'attitude paternaliste en elle-même se justifie ; ses excès seulement sont choquants. Il y a excès de paternalisme lorsque cette façon de voir les choses est imposée au malade qui n'a pas voix au chapitre, qui ne peut pas donner son avis, que le médecin ne prend pas la peine d'informer. Ces excès ont caractérisé une forme de médecine « mandarinale » aujourd'hui stigmatisée à juste titre ; ils ont aussi contribué à ce que l'on oppose – à mon avis à tort – au modèle paternaliste une conception *autonomique* de la relation malade-médecin, alors que ces deux modèles sont complémentaires.

➤ *Le principe d'autonomie*

Ce principe vise à considérer comme prévalente la liberté du malade de décider ce qui est bon pour lui. Pour cela, le médecin doit s'engager dans une forme de contrat qu'il honore en donnant au malade toutes les informations nécessaires et en mettant à sa disposition tous les moyens offerts par la science médicale. En revanche, le médecin n'assume pas seul la responsabilité de la décision. Tout conflit entre les deux parties se règle en général devant des tribunaux, autour de questions d'indemnisation souvent élevée ; les exemples ne manquent pas dans les pays anglo-saxons, le monde médical attirant autour de lui une kyrielle d'avocats et d'assureurs spécialistes du business de la santé. En France, notre culture est tout autre, ce qui n'empêche pas les beaux esprits de considérer le modèle d'autonomie comme une panacée. Pourtant, s'il représente un pas en avant dans le respect des droits du malade, il comporte aussi une forme d'illusion : comment croire qu'une information totalement objective est possible dans un domaine aussi complexe ? Comment imaginer une seule seconde qu'en informant, le médecin ne donne pas aussi d'une certaine manière son avis ? Comment croire que le malade aura toute la force nécessaire pour décider en pleine conscience ?

Qui plus est, le principe d'autonomie entraîne parfois des dérives dans le domaine de l'information, certains médecins – notamment chez nos amis américains – n'ayant pas de scrupule à annoncer froidement à un patient sa mort prochaine, au nom du respect de son droit à l'information.

On l'aura compris, en matière de communication médicale comme dans bien d'autres domaines de la vie, les excès systématiques et les rigidités idéologiques sont nuisibles. La bonne attitude, selon le mot de Suzanne Rameix, consiste à trouver la « ligne de crête », cette ligne de partage, de délimitation de la juste mesure entre paternalisme et autonomie[1].

Or cette ligne de crête ne se dessine qu'individuellement et c'est ici, selon moi, que le principe d'autonomie doit être respecté ; j'entends le droit du malade, votre droit, à choisir le mode de communication le plus adapté.

Erreurs de jeunesse

Lorsque j'étais en fin d'internat, je commençai à donner quelques consultations. Convaincu de la mission d'information que j'avais à assumer, je passais de très longs moments avec les malades à expliquer toutes les stratégies mises en œuvre pour les soigner. Je me rendis rapidement compte que je commettais deux erreurs : la première était l'information à tout prix. Certains patients, en effet, après m'avoir écouté poliment de longues minutes, m'avouaient qu'ils ne comprenaient pas grand-chose à ce que je racontais et que, de toute façon, mes explications ne les intéressaient que très peu. Ils étaient venus solliciter mes compétences de médecin, à ce titre me faisaient confiance et ne me demandaient rien d'autre que de bien m'occuper d'eux ! La seconde erreur était de faire trop ouvertement part de mes doutes, de mes hésitations. Il est normal et même salutaire qu'un médecin se pose des questions ; il est rare en revanche qu'un malade apprécie qu'il lui en fasse part trop en détail. Certains patients ne se privèrent pas de me le dire sans ménagement, certains soulignant que le poids de la maladie était déjà assez lourd pour que je ne rajoute pas d'inutiles atermoiements. De façon générale, ces patients avaient conscience d'une certaine évolution de l'information médicale, sous la pression sociale du « toujours plus », mais à l'évidence elle ne leur paraissait pas toujours si positive.

Vous ne devez pas hésiter à indiquer clairement à votre médecin ce que vous attendez de lui, y compris si vous souhaitez qu'il assume l'entièreté des décisions à prendre pour vous. L'évolution des relations médecin-patient, le sentiment d'insécurité croissante que vivent les médecins – de plus en plus souvent soumis à la pression judiciaire – conduisent ces derniers à rechercher un partenariat le plus étroit possible avec leurs malades. En clair, plus vous indiquerez à votre cancérologue la direction à prendre, plus il vous sera reconnaissant !

➤ *La décision partagée*

Un des concepts éthiques aujourd'hui à la mode est celui de *décision partagée*, qui suppose un équilibre des forces en présence, une harmonie résultant d'une pleine collaboration entre malade et médecin. Je fais partie des – sans doute nombreux – professionnels qui considèrent que cette décision partagée est essentiellement une utopie, mais cela importe peu : la fonction du concept est de constituer un idéal asymptotique vers lequel il faut tendre. Du reste, il est plus juste de dire que c'est le « processus de décision » qui doit être partagé entre le malade et le soignant *(shared decision-making*, disent nos collègues américains), le malade étant le meilleur juge du mode de communication qui lui convient et du niveau d'investissement dans la décision qu'il souhaite de la part du soignant. Nous verrons, dans les lignes qui suivent, qu'une difficulté majeure est représentée par l'analyse et l'interprétation des connaissances médicales disponibles et des conclusions à en tirer à l'échelon individuel.

Une information adaptée au projet thérapeutique de chaque patient

L'information *objective* est un préalable nécessaire à la décision médicale. Je crois que ce principe ne peut guère être contesté ; son application, en revanche, est des plus difficile, car :

• Il n'y a jamais de vérité totalement objective, au sens où, par exemple, la subjectivité du médecin intervient dans l'énoncé de cette vérité.

• Il n'y a pas non plus de certitude médicale qui puisse équivaloir à une vérité.

• Au-delà de l'information prétendument objective, il y a son interprétation par le (la) malade, qui modifie jusqu'à la nature même de cette information.

• Et surtout… le moment où l'information est transmise à la personne malade compte autant que son contenu même. Il s'agit d'un principe de communication très simple : l'interaction entre un émetteur et un récepteur implique que les deux éléments soient en état de fonctionnement. En période de stress traumatique, par exemple, le récepteur (c'est-à-dire le patient) est souvent hors d'état : l'information ne passe pas et, à supposer que certaines notions puissent être comprises, elles seront rarement mémorisées.

L'interprétation d'une information médicale

Maxime, brillant ingénieur, était venu me voir à la suite d'une opération pour un cancer du gros intestin et, bien que le chirurgien eût retiré la tumeur de façon satisfaisante, le risque de rechute demeurait élevé et justifiait un traitement complémentaire – que les cancérologues appellent « adjuvant », en l'occurrence une chimiothérapie. À l'évidence, Maxime éprouvait vis-à-vis de ce traitement une très grande inquiétude, qu'il dissimulait très bien derrière une approche rationnelle de sa maladie, mêlée de considérations scientifiques sur la nature des médicaments de chimiothérapie et leurs effets sur l'organisme. En apparence, ses questions semblaient judicieuses, au point que je ne vis pas tout de suite à quel point elles masquaient une grande fébrilité. Au cours de la discussion, je fus amené à lui expliquer qu'en général, la chimiothérapie en question était plutôt bien tolérée, mais qu'en matière de traitement médicamenteux, une réaction imprévue était toujours possible. « Aucun médicament n'est anodin, ajoutai-je, et, si l'on prend l'exemple de l'aspirine, vous seriez étonné du nombre d'effets secondaires possibles de ce médicament que pourtant des millions de gens prennent tous les jours. »

Maxime mit plusieurs jours à se décider, puis accepta le traitement après avoir pris l'avis de son médecin généraliste. J'eus le sentiment qu'il s'y soumettait à contrecœur, bien que dans son cas l'intérêt de ce traitement fût reconnu par les cancérologues du monde entier. Par un malheureux hasard, il supporta mal la première séance de chimiothérapie et présenta différentes complications – rarissimes – qui aboutirent à des hospitalisations imprévues. À l'occasion de l'une d'entre elles, alors que je passai lui rendre visite, il me reprocha amèrement de lui avoir menti : « Vous m'aviez dit que votre traitement était aussi bien supporté que l'aspirine ! » J'essayai vainement de faire valoir ma bonne foi, mais, pour Maxime, j'avais agi avec lui de façon malhonnête, c'était entendu. Dans cette histoire, l'erreur fut certainement, lors de la consultation initiale, d'avoir sous-estimé le niveau de stress de Maxime et de l'avoir entraîné sur le terrain d'une information par trop scientifique, abusé par une apparente maîtrise de soi en réalité factice. Son interprétation très étrange de mon histoire d'aspirine montre bien que l'intelligence la plus aiguë s'étiole sous les coups de boutoir du stress traumatique. Par la suite, je tâchai d'adapter ma communication avec Maxime à son état émotionnel et, progressivement, le malentendu se dissipa.

Cela étant dit, je crois aux vertus d'une information complète, franche et honnête, adaptée autant que faire se peut à chaque malade. L'information fait appel à la compréhension et la compréhension au principe de réalité. Comprendre, c'est dédramatiser, c'est faire reculer les limites de l'irrationnel, accueillir un peu de lumière bienfaisante dans l'ombre angoissante de la maladie.

➤ *L'information au service de votre reconstruction*

Mais l'essentiel pour vous est de *bénéficier* des informations que vous allez collecter, non d'en souffrir ou d'en concevoir d'autres interrogations encore plus angoissantes. C'est la raison pour laquelle j'ai souhaité vous présenter dans ce livre les données les plus complètes, les plus accessibles, concernant la maladie cancéreuse. Mais j'ai pris la précaution de vous parler d'abord de votre état émotionnel. Je souhaiterais faire émerger en vous l'idée d'un *moment optimal* pour l'information et la connaissance. Ce moment est un état d'équilibre entre un stress maîtrisé, une quête de sens légitime et un besoin de voir l'avenir sous un jour nouveau. Il me semble qu'au fur et à mesure de votre lecture, mais aussi de l'état de votre prise en charge médicale, vous ressentirez que le moment est venu d'aller vers davantage de connaissance objective *afin de vous reconstruire.*

➤ *La vérité est relative*

Au-delà de la quête du sens profond de votre maladie, celle de la vérité se profile. Vérité scientifique et médicale, vérité diagnostique ou pronostique, votre vérité ? Je vois d'ici défiler le cortège des clichés, des poncifs, des vérités toutes faites – précisément –, des injonctions éthiques et déontologiques : « Il faut dire la vérité au malade », « La vérité est un dû », « Cacher la vérité est un abus de pouvoir médical », ou à l'opposé : « Pour des raisons légitimes que le praticien apprécie en conscience… un malade peut être tenu dans l'ignorance d'un diagnostic ou d'un pronostic graves[2]. »

Or il n'y a en médecine de vérité que relative et surtout évolutive. Et d'ailleurs, le terme de « vérité » est inapproprié. Si nous nous situons au niveau des faits : résultat d'un scanner, d'une analyse biologique, nous pouvons alors parler de *données factuelles.* Ce type de données est en principe le moins contestable, encore faut-il préciser qu'un compte rendu de scanner est toujours le fruit d'une interprétation d'images par des yeux humains – ceux d'un radiologue ; or, comme tout médecin, le radiologue le plus compétent peut commettre des erreurs d'interprétation – et que toute analyse biologique comporte une part d'crrcur ou d'imprécision. De plus, des résultats paraissant anormaux (c'est-à-dire en dehors de la norme, qui est en général exprimée pour 95 % des individus au sein d'une population) peuvent n'avoir aucune signification péjorative pour un individu donné. Cela revient à dire, pour prendre un autre exemple, de nature anthropométrique, que ce n'est pas parce que les individus mesurant plus de deux mètres représentent moins de 1 % de la population que ces individus sont anormaux[3].

À partir des données factuelles, nous évoluons vers des *interprétations* fondées sur l'expérience, l'apprentissage, la connaissance de l'état actuel de la science médicale : « Le scanner montre des images anormales dans votre foie ; je pense qu'il s'agit de métastases. » Ces interprétations requièrent toute l'attention du médecin et les compétences que met à sa disposition un environnement pluridisciplinaire d'un haut niveau technologique. Elles sont en général d'un très haut degré de fiabilité, mais, au sens où 2 et 2 font 4 est une vérité mathématique, ce ne sont déjà plus des vérités.

Le plus haut niveau d'approximation est atteint lorsque le médecin est confronté à la nécessité de faire des *prédictions* : quelle sera l'évolution de la maladie cancéreuse ? Quelles sont ses chances de guérison ? Déjà, dans l'Antiquité, Hippocrate et ses élèves de l'école de Cos étaient célèbres pour leur *art du pronostic*. On leur prêtait ainsi la capacité de prédire l'évolution d'une affection donnée à partir de ses caractéristiques observables chez un malade. Il ne s'agissait nullement d'un don divinatoire, mais de l'expérience accumulée durant des décennies de pratique médicale et de collection rigoureuse de centaines de cas semblables. Bien plus tard, la science et ses outils d'analyse donneront à ces « prédictions » un caractère plus formalisé, rationnel et reproductible. Une des étapes principales de cette évolution, du point de vue épistémologique, est l'introduction en médecine des *analyses de probabilité.*

Tous les mathématiciens connaissent les travaux de Pascal ou encore du révérend père Bayes, mais peu de médecins savent qu'ils leur doivent une bonne part des raisonnements qui les aident chaque jour à prendre des décisions pour leurs malades. Ce moment de l'histoire des sciences marque aussi, à mon avis, un renoncement : celui d'une explication infaillible de l'univers. Face à la tentation illusoire de *prédire l'avenir* – tentation à laquelle le commun des mortels n'a pas renoncé, faisant la fortune des astrologues et autres voyants –, la raison humaine a su se contenter d'estimer les chances raisonnables qu'un événement se produise, avec le risque d'erreur que cette estimation comporte. De nombreux phénomènes naturels peuvent ainsi être décrits par des modèles mathématiques, à commencer par le temps qu'il fait, pour citer un exemple des plus familier. Plus personne ne s'étonne de la fiabilité des prévisions météorologiques, quand la mauvaise foi populaire ne s'évertue pas à prétendre que « la météo se trompe une fois sur deux » ; plus aucun avion ne décolle sans prévision météorologique, plus aucun navigateur ne s'embarque sans les conseils avisés d'un ingénieur météo, expert dans le maniement des calculateurs et des programmes de modélisation. Belle revanche pour Blaise Pascal que « le silence éternel des espaces infinis » effrayait !

En médecine et particulièrement en cancérologie, les lois de probabilité et, de façon plus générale, les raisonnements statistiques ont trouvé de multiples applications, parmi lesquelles, en effet, l'évaluation du comportement et du pronostic des maladies, ainsi que de l'efficacité des traitements. Pour le médecin en revanche, l'énoncé de la vérité revêt une forme parfois déroutante, celle d'une probabilité assortie d'un risque de se tromper. Une autre caractéristique tout à fait importante de cette nouvelle forme de la vérité médicale est la perte relative du rapport à la personne.

Un fait nouveau – assez révélateur des deux ou trois dernières décennies – est que la décision médicale s'appuie sur des faits scientifiques établis à partir de *populations de malades*, sans véritable certitude à propos d'un individu donné. Si le médicament A permet d'augmenter le taux de guérison de 20 % au sein d'une population, va-t-il vous permettre de guérir, vous qui consultez le médecin qui vous le prescrira ? La vérité, aussitôt constituée par la science triomphante, se déplace vers le monde mystérieux des probabilités et l'obscurité des foules anonymes. Mais, en tant que malade, c'est *votre* vérité qui importe. L'enjeu de la communication entre votre médecin et vous est de trouver, précisément, le difficile compromis entre la nécessité d'exprimer les limites de son savoir et votre besoin de certitudes. Dans les failles de cette communication, qui devra sans cesse être réinventée au fil de votre évolution personnelle, s'engouffrent les marchands d'espoir, les charlatans et autres escrocs toujours prêts à exploiter le malheur humain, fût-il le plus insondable. Nous y reviendrons, dans le chapitre consacré aux médecines « alternatives ».

En refusant de donner aux choses un sens absolu, en affirmant presque que la vérité n'existe pas, je sens bien que j'éveille en vous un pénible sentiment d'angoisse. Pourtant, une vérité relative est toujours préférable à une certitude aveugle, construite sur des croyances magiques ou simplistes. L'incertitude, c'est l'image même de la vraie vie. C'est en intégrant cette dimension de votre vie que l'histoire de votre maladie prendra son véritable sens, non pas comme injustice ou châtiment, mais comme aléa, comme accident – un accident que connaît entre un Français sur deux et un Français sur trois au cours de sa vie – avec en perspective la guérison, espoir, conviction intime et bientôt vérité… votre vérité !

➤ *Des sources d'information multiples*

On se plaît à dire que notre époque est celle des *autoroutes de l'information*, allusion directe à Internet mais qui s'applique tout autant aux médias dans leur ensemble. Quelques mots clés, un concept, le titre d'un livre, un moteur de recherche… et voici que défilent sous nos yeux des milliers de références, qui sont autant de sources d'informations plus ou moins fiables, plus ou moins partiales, plus ou moins intéressées, jamais contrôlées.

Le cancer n'échappe pas à la règle. Sur Internet, les sites les plus sérieux peuvent être consultés gratuitement, tout comme les plus farfelus, voire les plus dangereux ; il est très facile d'acheter par Web interposé les « médicaments » les plus divers, à prix d'or évidemment. Supermarché de l'information, supermarché tout court, merveilleuse encyclopédie ou escroquerie à grande échelle, Internet est la meilleure et la pire des choses.

Nombre de malades y ont recours et, bien qu'il soit imprudent de généraliser, je n'ai pas le sentiment que cela leur apporte grand-chose de positif. La quête de l'information est rarement neutre ; elle dissimule une crainte que l'on cherche à apaiser par le recours à des données objectives. Le premier obstacle est que, précisément, ce que l'on obtient sur Internet est totalement hétérogène ; la seconde difficulté est le manque de connaissances médicales et scientifiques dont vous disposez pour critiquer ce que vous lisez ou entendez. Il en résulte que vos craintes ont toutes les chances d'être décuplées par un « surf » intempestif.

En outre, l'enjeu vital que constitue votre lutte contre la maladie vient donner à cette quête d'information une charge affective énorme, qui change le sens des mots, brouille les interprétations, fabrique des convictions erronées.

L'information anxiogène

Mathilde a 60 ans et souffre depuis six ans d'un cancer du sein avec des métastases osseuses et une seule métastase hépatique. Cette maladie réagit très favorablement à un traitement hormonal que Mathilde supporte bien, de sorte qu'elle mène une vie normale, sans symptôme. Un jour, elle arrive à ma consultation à la fois affolée et déprimée : elle a trouvé sur un site Internet des données sur la survie des malades atteints de cancer du foie. Celles-ci sont catastrophiques, dit-elle. Or une métastase hépatique d'un cancer du sein n'a rien à voir avec un cancer du foie lui-même, qui touche du reste le plus souvent des personnes qui ont une maladie chronique du foie – hépatite ou cirrhose.

Il me faudra au moins quinze minutes de discussion pour dissiper le malentendu sans être au final tout à fait sûr d'avoir rétabli une totale sérénité dans l'esprit de Mathilde. Difficile de faire le poids face à cette merveille de l'intelligence humaine, cette Bible de la connaissance, ce diseur absolu de vérité qui apparaît aussi facilement sur un écran d'ordinateur qu'autrefois le génie d'Aladin sortait de sa lampe !

J'ai souvent observé qu'une information mal comprise, mal digérée, conduit les malades à se poser encore plus de questions et, finalement, à se persécuter pour rien. Il fait peu de doute aussi que l'angoisse vis-à-vis des traitements augmente chez les malades qui n'ont de cesse de se documenter. Or l'angoisse est un des facteurs qui influencent négativement la tolérance des thérapeutiques anticancéreuses, en augmentant par exemple le risque de nausées induites par la chimiothérapie.

Cet *effet anxiogène* de l'information frappe même les professionnels de la santé. Les médecins eux-mêmes vivent de grandes inquiétudes lorsqu'ils sont malades et, le plus souvent, les connaissances pourtant sérieuses dont ils disposent ne contribuent guère à les rassurer. Je veux dire ici que nous nous situons dans une dimension affective, donc irrationnelle. *L'information est une bonne chose ; l'excès d'information non contrôlée est nocif.*

➤ *Le contrôle de l'information*

Qu'entend-on par *contrôle de l'information* ? Essentiellement deux choses : une « explication de texte » faite par un membre de l'équipe soignante, qui va précisément donner un sens personnel à un contenu théorique ; ou un travail d'explication par la vulgarisation médico-scientifique opérée en amont, c'est-à-dire lorsque le support de diffusion de la connaissance a été élaboré. Des organismes officiels comme le National Cancer Institute aux États-Unis, ou la Fédération nationale des centres de lutte contre le cancer chez nous, proposent des publications et des sites Internet de grande qualité. Certaines associations caritatives comme la Ligue nationale contre le cancer éditent de petites brochures très claires, riches de contenu et accessibles à la compréhension de tous.

En somme, mes conseils en la matière se résument simplement :

- Évitez de vous documenter seul(e), sans possibilité immédiate ou rapide de recours à un professionnel. En particulier, résistez de toutes vos forces à la tentation d'Internet.
- Si nécessaire, ayez recours aux nombreuses sources d'information que proposent les organismes officiels et les associations caritatives. Demandez conseil à votre équipe soignante.

Bien sûr, des esprits chagrins me reprocheront de vouloir entraver votre droit à une information libre au profit de catéchismes servis par la médecine officielle. Cependant, j'ai pris avec vous le parti de la franchise, par conséquent il en va ici d'une intime conviction, la mienne. Et d'un droit de disposer librement de cette conviction : le vôtre.

➤ *Lorsque la connaissance se transforme en décision*

Dans les chapitres qui suivent, je reviendrai en détail sur deux notions principales : la première est que la médecine moderne ne fabrique plus de vérité absolue mais des approximations raisonnables ; la seconde est que les données les plus sérieuses dont nous disposons aujourd'hui pour soigner des individus malades proviennent d'études portant sur des populations, avec les difficultés d'extrapolation que l'on devine.

Pourtant, en face du cancérologue, il y a une personne singulière pour laquelle il faut bâtir un projet spécifique, non pas fondé sur la seule croyance du médecin ou son expérience (comme le faisaient nos maîtres jadis), mais sur des données objectives (ce que dit la science médicale aujourd'hui) et un contexte subjectif (ce qu'un médecin donné va dire à un malade donné). Plutôt que de vous infliger des théories, je vais développer un exemple des plus fréquent dans le domaine du traitement du cancer : il s'agit de la chimiothérapie adjuvante. Nous appliquerons cet exemple au cas particulier du cancer du sein.

La chimiothérapie adjuvante dans le cas d'un cancer du sein

Imaginons une femme de 50 ans qui vient d'être opérée d'une tumeur maligne du sein. Rien de plus fréquent, hélas, c'est le lot d'une femme sur dix au cours de sa vie. Le chirurgien a retiré la tumeur en permettant à la patiente de garder son sein. Tous les examens réalisés ont montré l'absence de métastase : os, foie, poumons… tout est normal. Pourtant, malgré la chirurgie, un risque de rechute persiste, à la fois dans le sein opéré, mais aussi dans l'organisme entier, car des cellules cancéreuses ont pu quitter la tumeur pour pénétrer dans de minuscules vaisseaux sanguins ou lymphatiques et gagner la circulation générale. Ces cellules peuvent être détruites par le système immunitaire de la personne opérée ; elles peuvent aussi être simplement empêchées de se multiplier durant un certain temps, jusqu'à ce que, pour des raisons encore mal connues, elles se mettent à proliférer dans différents organes, réalisant des *métastases*, des « tumeurs-filles » en quelque sorte. La survenue de métastases est possible de nombreuses années après le traitement de la tumeur initiale, jusqu'à plus de vingt ans dans le cas particulier du cancer du sein. Un des moyens d'empêcher ce phénomène est de proposer un traitement anticancéreux à la personne qui vient d'être opérée. Cela suppose d'identifier les malades qui présentent un risque de rechute élevé, afin d'éviter de traiter pour rien celles qui ont plus de 95 % de chances de guérir. Certains facteurs nous aident à opérer cette distinction ; ils sont liés aux caractéristiques des cellules tumorales que le pathologiste observe au microscope, à la taille de la tumeur, à l'atteinte éventuelle de ganglions lymphatiques que le chirurgien prélève systématiquement dans le creux de l'aisselle.

On va donc de principe réserver ce traitement aux malades à haut risque de rechute. Ensuite, il faut bien comprendre que ce traitement est *aveugle*, puisque le médecin n'a aucun moyen d'évaluer son efficacité. En effet, puisque le bilan complémentaire n'a rien montré d'anormal et dans la mesure où la tumeur a été enlevée, *il ne reste rien de visible.* On se bat, par conséquent, contre une maladie microscopique, indétectable, qui peut-être existe, ou n'existe pas, bref, contre *une maladie potentielle, une maladie future.*

Dans ce cas, la moindre des choses est de démontrer que le traitement adjuvant est efficace, c'est-à-dire qu'il augmente les chances de guérison. Comme c'est impossible à l'échelle d'une malade, il faut le faire dans des *populations de malades,* en comparant le devenir de celles qui ont reçu une chimiothérapie adjuvante (puisqu'il s'agit bien de ce type de traitement) et de celles qui n'en ont pas reçu. Pour cela, les chercheurs doivent recourir à la technique de l'essai randomisé, que je développe dans le chapitre intitulé « Apprenez à espérer ». Seule cette méthodologie, basée sur les statistiques, est susceptible d'apporter, non pas des certitudes, mais des probabilités fortes en faveur de tel ou tel traitement, dans le cadre de ce que nous appelons aujourd'hui « la médecine basée sur les preuves » (*Evidence-based medicine* pour les Anglo-Saxons, qui ont inventé le concept).

De tels essais ont eu lieu, depuis les années 1970 et ont montré en effet que la chimiothérapie adjuvante du cancer du sein fait diminuer, dans les quinze ans qui suivent le traitement initial, le risque de rechute et de décès lié à cette maladie. Faisons l'hypothèse simpliste et schématique que la diminution du risque de mourir d'un cancer du sein, grâce à la chimiothérapie, est de l'ordre de 8 % (en réalité le chiffre est variable en fonction de multiples facteurs, mais nous n'entrerons pas dans les détails). Qu'est-ce que cela signifie ? En pratique, sur un échantillon de 100 malades opérées recevant une chimiothérapie, il y aura, au bout de quinze ans, 8 décès en moins observés comparativement à une population de malades en tous points identiques, mais qui n'auront pas reçu de traitement adjuvant.

« Mais alors, dira la patiente opérée, qu'en est-il pour moi ? Est-ce que cela veut dire que, si j'accepte une chimiothérapie, mon propre risque va diminuer de 8 % ? » Hélas non, la réalité est beaucoup plus complexe. Une façon de la présenter pourrait être la suivante (exemple totalement fictif là encore, ne prenez pas les chiffres au pied de la lettre, si j'ose dire) : « Dans un groupe de 100 personnes comme vous, madame, il y en a par exemple 50 qui sont guéries par la chirurgie et qui n'ont aucun risque de rechute, ou bien, plus rarement, rechuteront et seront guéries par une nouvelle intervention. Il y en a donc 50 autres qui vont un jour décéder des conséquences de leur maladie. Malheureusement, personne ne peut dire aujourd'hui dans quelle catégorie vous vous situez. Sur ces 50 dernières personnes, la chimiothérapie va sauver 8 vies, dont la vôtre peut-être. En revanche, elle n'empêchera pas l'évolution fatale chez 42 d'entre elles. Au total, si l'on imagine que toutes ont été traitées, 50 (déjà guéries) + 42 = 92 l'auront été pour rien. »

Et encore, cette interprétation simpliste de la réalité est contestée par certains, qui m'objecteront que chez certaines patientes la chimiothérapie va simplement *retarder la rechute* et non permettre la guérison, ce qui rend l'interprétation des données encore plus complexe[4].

➤ *Le rapport bénéfice-risque*

Comment prendre une décision à partir de telles données ? Au niveau des médecins, des scientifiques, des chercheurs, la question se pose en fonction de ce que l'on appelle le *rapport bénéfice-risque.* Plus le risque de rechute et de décès par cancer est élevé, plus il est justifié de « mettre toutes les chances du côté de la malade » et de proposer un traitement, même si celui-ci comporte de lourds inconvénients, comme c'est le cas des chimiothérapies. Or le rapport bénéfice-risque est à bien des égards une notion subjective, qui tient de l'exemple célèbre du verre à moitié vide ou à moitié plein.

Imaginons une femme opérée d'une petite tumeur, de très bon pronostic, dont le risque de mourir un jour de son cancer d'origine mammaire est de 5 %. Imaginons que, dans un groupe de personnes comparables, le gain lié à la chimiothérapie soit de l'ordre de 1 % – ces chiffres ne sont pas loin de la réalité –, faut-il alors proposer ce traitement ? Faut-il le proposer sachant que, par exemple, le risque d'un effet néfaste pour le cœur, pouvant plusieurs années après la chimiothérapie, aboutir à une maladie cardiaque, est de l'ordre de 2 % ? Vaste dilemme...

Curieusement, plusieurs études ont montré qu'en face des mêmes chiffres, les médecins considèrent leurs traitements comme généralement trop toxiques et ont des réticences à les prescrire, alors que des non-médecins seraient prêts, s'ils étaient eux-mêmes malades, à consentir de lourds sacrifices pour de faibles bénéfices.

On se moque souvent des politiciens et des journalistes qui font dire à des chiffres issus des mêmes enquêtes d'opinion des vérités radicalement différentes. On pourrait, de la même manière, railler les médecins qui apprécient tous de façon différente ce fameux rapport bénéfice-risque de la chimiothérapie adjuvante. Nous touchons ici aux limites de la science pour entrer dans le champ subjectif de l'interprétation.

➤ *Les aides à la décision*

Depuis longtemps, les médecins ont compris que la décision de traiter ou de ne pas traiter, dans laquelle ils ont un poids considérable, ne peut être prise par un seul praticien dans l'intimité d'un cabinet de consultation. C'est la raison pour laquelle sont régulièrement organisées, ces dernières années, des réunions internationales consacrées au cancer du sein, au cours desquelles des spécialistes du monde entier, à partir des données objectives connues de tous, essaient d'aboutir à un *consensus raisonnable* et émettent des *recommandations.* Le National Cancer Institute coordonne ces efforts outre-Atlantique, alors que les Européens se réunissent tous les deux ans à Saint-Gallen, au bord du lac de Constance. Récemment, les Français ont pris l'habitude de se réunir chaque année à Saint-Paul-de-Vence, pour élaborer les désormais célèbres « Recommandations de Saint-Paul ». Toutes ces recommandations ne s'imposent ni aux médecins ni aux patientes ; ce ne sont pas des textes de loi. En revanche, ce sont des outils d'aide à la décision très utiles, qui témoignent d'un effort commun d'interprétation destiné à rendre homogènes les attitudes des médecins, non seulement en France, mais largement au-delà. Il est peut-être réconfortant d'imaginer qu'en face de la même maladie, un médecin français et un médecin américain auront la même attitude. Quel progrès depuis qu'au XVIIIe siècle, à Paris, trente médecins consultés par le même patient auraient fait trente prescriptions différentes[5] !

Vous comprendrez aisément à quel point il est difficile, pour chaque cancérologue, de se tenir en temps réel au courant des résultats des différentes recherches conduites de par le monde. Lors du congrès de l'American Society of Clinical Oncology (ASCO), qui fait chaque année office de grand-messe pour les cancérologues du monde entier, il est habituel de voir présentés les résultats de trois à quatre mille études ! Il est donc nécessaire de disposer d'outils de synthèse destinés à aider les professionnels à actualiser leurs connaissances et à proposer des traitements adaptés aux meilleurs *standards* du moment[6,7].

➤ *Lorsque la décision se prend de façon collégiale*

L'interprétation des données médico-scientifiques est nécessairement collective, nous l'avons vu. Qu'en est-il de la discussion de *votre propre cas* et de la décision qui *vous* concerne ? La notion de médecin référent demeure, c'est une évidence à laquelle vous êtes attaché(e), tout comme votre médecin. En revanche, on n'est jamais trop d'une dizaine de cerveaux compétents pour réfléchir à propos d'un problème complexe que d'un seul, fût-il celui qui vous connaît le mieux. Une proposition collégiale est toujours préférable à une décision individuelle : davantage d'arguments, de connaissances, de compétences réunis, l'élaboration précise d'un projet concerté, l'anticipation de l'avenir en constituent la valeur ajoutée.

La concertation pluridisciplinaire

Cette idée a été formalisée, notamment, dans le cadre du Plan cancer, par les recommandations de l'Institut national du cancer, sous la forme des réunions de concertation pluridisciplinaires (RCP). Le principe est simple : de façon régulière au sein d'un hôpital, d'une clinique..., différents spécialistes du cancer – oncologues médicaux, radiothérapeutes, chirurgiens, radiologues, anatomo-pathologistes, spécialistes de la douleur... – se réunissent pour discuter de tous les patients atteints de cancer pris en charge dans la structure considérée, au cours de la semaine écoulée. La discussion, par principe, est formelle, c'est-à-dire qu'elle a lieu à partir du dossier du patient, présenté par le médecin responsable. Ensemble, les spécialistes revoient tous les résultats, ceux des analyses biologiques, des radiographies, scanners, scintigraphies et autres. Ensemble, ils formulent des propositions de prise en charge résultant d'un accord entre eux, que l'on appelle *consensus.* Cela n'est pas toujours facile, car des désaccords peuvent survenir, mais la recherche d'un consensus, ou à défaut d'une majorité, demeure toujours une priorité. Les conclusions de la RCP, par exemple s'il s'agit de votre dossier, sont recueillies sur une fiche qui sera intégrée à votre dossier et que vous pourrez consulter si vous le souhaitez.

Il est indispensable que votre dossier ait été discuté, au moins une fois, en RCP. Il s'agit d'un critère de qualité de votre prise en charge et d'une démarche que vous êtes en droit d'exiger de la part des soignants qui s'occupent de vous.

Pour les cancérologues dits « transversaux » comme moi, c'est-à-dire qui s'occupent de disciplines différentes comme la cancérologie digestive, gynécologique, mammaire ou encore urologique, la participation régulière à des RCP requiert beaucoup de disponibilité. J'ai calculé que cela représente dans mon activité presque une journée de travail hebdomadaire, que je ne consacre pas au contact avec les malades, à la recherche ou à l'enseignement qui sont mes missions. Mais j'ai acquis la conviction que cette tâche, pour être preneuse de temps, n'en est pas moins indispensable. Elle met le malade à l'abri de la subjectivité ou du défaut de compétence d'un seul ; elle permet au médecin de se former en permanence au contact d'autres spécialistes et d'étoffer son expérience.

Pour autant, la proposition d'une RCP n'a en aucun cas valeur de loi pour ce qui vous concerne. Il s'agit d'un *conseil médical* formulé par des spécialistes de haut niveau, mais que seuls *votre médecin et vous-même* allez – ou non – décider de suivre, dans le cadre d'un *parcours de soin personnalisé.*

C'est ainsi qu'à chacune des étapes, de plus en plus nombreuses et complexes, qui jalonnent la prise d'une décision médicale, en collaboration avec le malade, l'autonomie, l'opinion et la conscience des acteurs sont respectées à chaque instant.

Penser et vivre la guérison

Je suis convaincu que la guérison se pense en termes d'*action* et ne peut en aucun cas demeurer une notion abstraite. J'entends par action un travail de conviction personnelle, une volonté de vivre et d'avancer. Expliquons les choses en termes simples.

D'un côté, la guérison du cancer est une évidence qui concerne des dizaines de milliers de personnes soignées en France chaque année. D'un autre côté, il est très difficile de donner une définition satisfaisante de la notion de guérison et encore plus de dire à un malade à partir de quand il sera définitivement guéri. La possibilité, toujours présente, d'une rechute, explique cette crainte, exprimée par tous les malades, d'une épée de Damoclès suspendue au-dessus de leur tête.

➤ *La probabilité de rechute s'éloigne avec le temps*

De façon générale, la probabilité de rechute diminue avec le temps, jusqu'au moment où elle devient tellement faible que l'espérance de vie de la personne redevient comparable à celle des individus de son âge, de son sexe et de sa catégorie socioprofessionnelle. Ce moment, en réalité virtuel – car il n'y a pas ici de seuil, mais une continuité –, varie selon le type de tumeur. Le « cap des cinq ans » est souvent cité comme une moyenne, en effet assez raisonnable mais fort approximative. Dans certains cas extrêmes – comme celui du cancer mammaire –, un risque de rechute significatif peut subsister au-delà de dix ans. D'où ce sentiment, exprimé par de nombreux malades, qu'il y a une vie avant le cancer et une vie après le cancer, qui sera nécessairement différente.

Ce qui est valable d'un point de vue psychosocial l'est aussi sur les plans physiologique et biologique : l'organisme change à l'épreuve de la maladie, ne serait-ce qu'en raison des séquelles parfois liées aux traitements. Le philosophe et médecin Georges Canguilhem avait formulé cette réalité de façon saisissante : « Aucune guérison n'est retour à l'innocence biologique[8]. »

Aucune épreuve de l'ampleur d'un cancer ne rend l'être humain indemne à la condition d'une vie insouciante.

De nombreux malades, conscients de la réalité d'une épreuve à inscrire dans la durée, vivent la fin de leur traitement, non pas paradoxalement comme une libération, mais comme un vide angoissant. La fin des hospitalisations régulières signifie, c'est vrai, la fin des souffrances et des contraintes liées aux traitements, mais aussi la fin d'une sorte de protection symbolique et de la présence rassurante des soignants. C'est le retour à la peur d'affronter la vie, cette vie qui leur a réservé l'épreuve de la maladie cancéreuse et qui, peut-être, en sourdine, leur prépare celle de la rechute. Ce moment doit être accompagné, si nécessaire, d'un soutien psychologique.

➤ *Bien vivre l'après-cancer*

Il n'y a pas de recette infaillible pour gérer l'épreuve du suivi médical après traitement d'un cancer. Peu ou prou, l'inquiétude reste toujours présente et ses conséquences sur le moral sont très variables d'une personne à l'autre, chacun pouvant avoir, en la matière, sa petite philosophie de l'existence.

Je vous propose cependant quelques petits moyens d'aborder cette longue période dans les meilleures conditions : tout d'abord, demandez à votre médecin de vous aider à faire la différence entre des symptômes qui devraient vous inquiéter et les petits maux sans importance ; c'est quelquefois difficile, tant la crainte de la rechute peut vous rendre cancérophobe à la moindre douleur, la moindre fatigue ou difficulté à digérer. Néanmoins, certains critères (fréquence, nature, localisation du symptôme, fluctuation dans le temps...) vous aideront sûrement à vous rassurer. Ensuite, maintenez si cela vous semble utile, un lien psychothérapique avec un professionnel, surtout si celui-ci a été instauré durant la prise en charge de votre maladie. Cela vous permettra de verbaliser vos craintes, de les relativiser.

Vous devez aussi vous convaincre de la réalité de la notion de guérison. Afin de rendre cette réalité tangible, vous pouvez entrer en contact avec d'anciens malades guéris, notamment par l'intermédiaire d'associations ou même en sollicitant votre équipe soignante.

Enfin, dans la mesure du possible, essayez de *compartimenter votre inquiétude*, réservez-la en quelque sorte pour la courte période durant laquelle vous subirez des examens complémentaires, puis reverrez votre cancérologue en consultation. Progressivement, vous intégrerez à votre vie cette nouvelle familiarité, cette proximité du mal, tout en éprouvant chaque jour la réassurance d'une bienfaisante routine. Tout être humain est au fond confronté à l'épreuve de sa finitude ; dans votre cas, il y aura un peu plus d'acuité dans la conscience d'une certaine précarité de notre condition humaine, un peu plus de bonheur – en tout cas je vous le souhaite – à profiter de ceux qui vous aiment et de la vie.

CHAPITRE 4

Optimisez votre prise en charge : le soin du corps

Si nous avons accordé jusqu'ici beaucoup d'attention à votre moral et à vos capacités d'adaptation, il convient de ne pas négliger les nécessités du corps et surtout d'un corps qui est meurtri par la maladie, mais aussi, parfois, du fait des traitements.

Se nourrir, c'est lutter

Le maintien d'un bon état nutritionnel au cours de votre maladie et des traitements qui vous sont proposés, est un des éléments clés du combat que vous menez. Je ne parle pas ici des « régimes » et autres méthodes diététiques censés avoir un impact sur le cancer – sujet largement abordé dans le chapitre consacré aux médecines alternatives – mais tout simplement d'un problème majeur qui concerne 40 à 80 % des malades atteints de cancer (selon les études) : la dénutrition. Elle se définit sans difficulté : *lorsque vous êtes dénutri(e), vous perdez plus de calories que vous n'en absorbez.* Les conséquences sont redoutables : amaigrissement important, fatigue, possibilité d'anémie (baisse des globules rouges), affaiblissement des muscles, défaillance du système immunitaire, moins bonne tolérance des traitements...

Quelles sont les raisons pour lesquelles vous pouvez avoir un problème nutritionnel ? Elles sont multiples :

1. Des raisons liées à la maladie elle-même, si la tumeur se situe sur le trajet alimentaire (bouche, gorge, œsophage, estomac, intestin...), ou bien parce qu'elle crée une réaction inflammatoire de votre organisme, favorisant la sécrétion de substances qui réduisent l'appétit, ou bien encore parce que les cellules cancéreuses vont se comporter de façon particulièrement « vorace », se nourrissant en quelque sorte à vos dépens. Dans ce dernier cas, il est possible que vous maigrissiez en mangeant normalement, c'est ce que l'on appelle un *hypercatabolisme.*

2. Des raisons liées aux traitements, qui provoquent parfois des nausées ou une baisse de l'appétit : chimiothérapie, rayons.

3. Des raisons liées à l'état de votre psychisme ; angoisse et dépression provoquent souvent des anorexies, c'est pourquoi il est capital de les reconnaître et de les traiter.

4. Enfin, l'existence d'une douleur physique. Lorsque l'on souffre dans sa chair, il est difficile de trouver dans l'alimentation un quelconque plaisir. D'où – une fois de plus – la nécessité de livrer à la douleur une bataille acharnée.

➤ *Comment évaluer votre état nutritionnel ?*

Le poids reste un bon critère, sauf si vous souffrez d'ascite, c'est-à-dire de la présence de liquide dans votre ventre (souvent observée dans les atteintes du péritoine, par des tumeurs digestives ou de l'ovaire) qui peut faire artificiellement augmenter le résultat visible sur la balance.

On a coutume de calculer l'indice de masse corporelle (IMC) qui est égal au poids divisé par la taille, elle-même élevée au carré :

$$IMC = POIDS\ (kg)/[TAILLE\ (m)]^2$$

Entre 18,5 et 25, l'IMC est considéré comme normal. Au-dessous de 18,5, il est probable qu'il existe une dénutrition.

Les *variations du poids* ont aussi une grande importance. Elles s'apprécient en considération de votre poids de forme habituel, en pourcentage de diminution de celui-ci dans le cadre du dépistage d'une dénutrition. Votre amaigrissement est significatif s'il représente au moins 2 % de votre poids habituel en une semaine, ou 5 % en un mois, ou encore 10 % (par exemple, un passage de 60 à 54 kg) en six mois.

Enfin, certains *paramètres biologiques* donnent de précieuses indications : ainsi, le dosage sanguin de l'albumine, examen simple qui peut faire partie d'un bilan de routine demandé par votre médecin généraliste ou votre cancérologue. On estime qu'il existe une dénutrition à moins de 35 grammes par litre et que celle-ci est sévère à partir de 25 grammes par litre ou moins[1,2].

Le calcul de votre IMC, les variations de poids, le dosage de l'albumine, ces différents critères peuvent servir de *signaux d'alarme* et vous conduire à discuter avec votre médecin de votre problème nutritionnel, afin que celui-ci soit dûment identifié et, autant que faire se peut, corrigé. Sans entrer dans les détails d'un programme personnalisé d'assistance nutritionnelle, qui ne peut relever que de la compétence de professionnels qualifiés, j'aimerais vous proposer ici quelques recommandations très simples.

➤ *Lutter contre la perte d'appétit*

Brossez-vous les dents régulièrement, car une bonne hygiène buccale stimule l'appétit et prévient l'irritation des muqueuses secondaires aux traitements comme la chimiothérapie et la radiothérapie. Mangez en compagnie, dans un contexte convivial, autour d'une table soigneusement dressée, jamais dans des plats ou des boîtes en carton, ni avec des couverts en plastique. Prenez vos repas dans une salle à manger et non dans la cuisine, car les odeurs de cuisson peuvent vous indisposer. Mangez normalement salé : le « régime sans sel » parfois conseillé aux personnes traitées par cortisone est un dogme qu'il faut combattre en cancérologie, car il fait très souvent diminuer l'appétit et le plaisir de manger. Tout est affaire de dosage et, à cet égard, un régime sans sel peut causer des dégâts nutritionnels sévères qui contrebalanceront largement la prévention des inconvénients de la corticothérapie – notamment œdèmes et hypertension artérielle – qui constitue la principale justification de ce type de régime.

Mangez *ce que vous aimez* et non pas ce que vous considérez comme bon pour votre santé. Fractionnez vos repas autant que nécessaire, si vous avez des difficultés à faire des repas complets. Prenez ce qui vous fait envie à un moment donné sans vous soucier de la succession habituelle des plats (entrée, plat de résistance, fromage, dessert…).

Abandonnez un éventuel régime que vous suiviez jusque-là (amaigrissant, anticholestérol, antidiabétique), ou du moins rediscutez-en la pertinence avec votre médecin.

Privilégiez les aliments hypercaloriques et riches en protéines : laitages, fromages, viande, œufs, fruits et légumes secs, féculents. Accommodez vos plats avec de la crème – entière ! –, du fromage râpé, du beurre – de préférence cru –, préparez des gratins, des soufflés, des gâteaux à la crème, à la confiture, au chocolat... Bien sûr, tous ces conseils sont subordonnés à votre capacité à absorber ces différents aliments, vos principaux objectifs devant demeurer le plaisir et... une bonne digestion !

➤ *Que faire en cas de nausées liées au traitement ?*

La chimiothérapie et la radiothérapie provoquent fréquemment des nausées, voire des vomissements qui vont perturber votre équilibre alimentaire. C'est pourquoi il est capital de lutter contre ces effets indésirables des traitements et, pour cela, nous avons à notre disposition un arsenal médicamenteux aujourd'hui très puissant. Plus que jamais, il faut considérer la survenue de nausées comme un échec et non comme une fatalité inévitable. Trop souvent à mon avis, le problème des nausées est sous-estimé par le médecin – qui le considère comme moins « prioritaire » que le traitement anticancéreux lui-même – et par le malade pour lequel il n'y a pas de chimiothérapie efficace sans nausée (croyance absolument fausse, disons-le avec force).

Je vous encourage donc à interpeller votre infirmière, votre interne, votre cancérologue traitant si vous souffrez de nausées et ce, jusqu'à ce que tout ait été mis en œuvre pour circonscrire le phénomène, ce qui dans mon expérience est très souvent possible.

Durant les périodes de risque nauséeux :

- Évitez de vous alimenter en grande quantité. Évitez les graisses cuites, les laitages notamment au petit déjeuner, les aliments acides (vinaigrette, condiments, agrumes).
- Privilégiez les purées épaisses, les flans peu sucrés, qui auront un effet de « lest » minimisant le risque de rejet.

• Buvez fréquemment mais en petites quantités, de préférence des boissons fraîches.
• Essayez les sorbets aux fruits non acides : pomme, poire, banane.

➤ *Contre les mauvais goûts, les mauvaises odeurs*

Il est fort possible, surtout en cours de chimiothérapie ou d'irradiation, ou même du seul fait de la présence de votre tumeur, que vous ayez des sensations de goût métallique ou d'odeur putride ou terreuse. À l'inverse, il est possible que vous n'ayez plus de goût du tout, les aliments prenant alors, quels qu'ils soient, une désespérante saveur de carton. Le dégoût des viandes est fréquent.

Privilégiez alors :
• Les féculents (pâtes, quenelles, riz) avec des sauces à la crème ou à base de béchamel.
• Les œufs, les fromages à pâte cuite (gruyère, hollande).
• Les aliments consommés froids (salades, sandwichs, terrines).
• Les boissons fraîches, gazeuses et acidulées comme la limonade ou les colas.

Assaisonnez vos plats avec :
• Des herbes aromatiques.
• Des épices exotiques non agressives (curry, curcuma…).

Évitez les cuissons qui dégagent de fortes odeurs : choux, fromage fondu, fritures.

➤ *En cas d'irritation de la bouche et de l'œsophage*

À la suite d'une chimiothérapie ou d'une irradiation impliquant la bouche ou la région du cou, vos muqueuses peuvent être vivement irritées, jusqu'à laisser apparaître des rougeurs puis des ulcérations (plaies ressemblant à des aphtes). Parallèlement, vous pouvez ressentir une sécheresse de la bouche et de la gorge liée à la diminution de la fabrication de salive. Du point de vue alimentaire, il vous faut éviter les aliments acides, trop sucrés, trop salés ou trop durs ou collants, qui risquent de vous blesser davantage. Essayez des textures plus onctueuses, des aliments hachés, des purées de pomme de terre et de légumes variés, des sauces épaisses (mayonnaise) et surtout ne mangez pas trop chaud.

➤ *Troubles du transit intestinal*

À la suite d'une chirurgie ou d'une irradiation impliquant le côlon (gros intestin), celui-ci présente un état d'irritation transitoire et des modifications de son fonctionnement qui vont induire des perturbations du transit intestinal : diarrhée, alternances diarrhée-constipation. Certains médicaments de chimiothérapie comme le Fluorouracile® ou le Campto® sont également responsables de diarrhées parfois aiguës.

Durant cette période de dérangement intestinal et surtout en cas de diarrhée, l'absorption de fibres (fruits et légumes) aggrave les troubles. On conseille donc généralement un régime pauvre en résidus, basé pour l'essentiel sur les féculents (pâtes, riz, pommes de terre), la viande, le poisson. La monotonie de tels régimes peut concourir à la baisse de l'appétit, donc à une perte de poids. C'est pourquoi, autant que possible, ils ne doivent pas excéder le temps pendant lequel ils sont absolument nécessaires.

➤ *L'assistance nutritionnelle spécialisée*

À l'instar de la prise en charge des désordres émotionnels et des effets secondaires des traitements, le dépistage et le traitement de la dénutrition doivent être des préoccupations constantes. À cet égard, vous pouvez utilement collaborer avec votre médecin, sur la base des indications que j'ai données plus haut, en lui signalant les premiers signes d'alarme qu'il n'aurait pas nécessairement repérés. De cette façon, vous serez pris(e) en charge au plus tôt, avec des chances de succès plus élevées. Dans les services spécialisés en cancérologie, la diététique fait partie des soins et les médecins tout comme les infirmières sont sensibilisés aux problèmes nutritionnels. Selon le degré d'importance de votre dénutrition, une enquête diététique pourra vous être proposée, afin d'évaluer ce que vous consommez vraiment au regard de vos besoins spécifiques.

Des compléments alimentaires adaptés

Si nécessaire, une *nutrition artificielle* sera introduite. Elle repose en premier lieu sur des compléments alimentaires protido-énergétiques sous la forme de crèmes, jus de fruits, soupes : Clinutren®, Fortimel®, Nutridoral®, Renutryl®... Ces compléments ont une composition et une texture optimales et vous permettront de reprendre du poids, à condition d'être pris en plus de l'alimentation quotidienne et non pas en remplacement de celle-ci. Trouver le bon équilibre est parfois un peu délicat et il peut aussi arriver que les compléments eux-mêmes ne soient pas très bien tolérés, auquel cas le risque est que vous aboutissiez à un effet inverse de celui recherché. L'aide d'un spécialiste de la nutrition est, dans ce contexte, indispensable. Une étude récente a montré que la prise de compléments alimentaires sans conseil diététique adapté, a de fortes chances d'être inefficace[3].

L'alimentation par voie intraveineuse

Lorsque l'absorption d'aliments est fortement compromise, l'apport des nutriments indispensables à la vie reste possible par la voie intraveineuse : c'est ce que l'on appelle une *alimentation parentérale.* Cette technique requiert la mise en place, sous anesthésie locale, d'un cathéter dans une grosse veine à proximité de la clavicule (cathéter central). Ce cathéter peut recevoir des perfusions de liquides épais contenant des protéines et des graisses qui irriteraient les veines des bras. L'alimentation parentérale est prescrite et suivie par un médecin compétent en nutrition ; elle comporte des perfusions réalisées de façon continue, parfois seulement durant la nuit. Aujourd'hui, sa réalisation à domicile est tout à fait possible grâce à des prestataires de soins spécialisés, en liaison avec l'hôpital. Une alimentation parentérale est un auxiliaire précieux qui vous aidera à passer un cap nutritionnel difficile et permettra en temps utile le retour à une alimentation normale.

L'entretien physique

➤ *L'exercice régulier est bénéfique*

On ne conteste plus aujourd'hui les vertus de l'exercice physique régulier, qui réduit les risques de cancer, de maladies cardio-vasculaires et d'obésité, améliore l'appétit et le transit intestinal, le moral et, même, prolonge la vie ! Il est à tous égards souhaitable que vous puissiez maintenir, y compris durant le traitement de votre tumeur, un certain degré d'activité physique. Les limites doivent en être fixées par votre médecin et bien sûr il est exclu que vous soyez inutilement fatigué(e) ou que votre intégrité corporelle soit mise en danger. Lorsque l'exercice physique est autorisé, il doit être régulier, peu intense et prolongé : par exemple trente minutes trois fois par semaine.

➤ *Quelques conseils pour votre squelette*

Le calcium et les protéines qui rendent votre squelette si solide, au point de subir les fantastiques contraintes des mouvements du quotidien, peuvent être altérés dans différentes circonstances.

D'abord, leur raréfaction normale au cours du temps, plus accentuée chez la femme que chez l'homme, que l'on appelle *ostéoporose*, peut être favorisée lors de certains traitements hormonaux, comme par exemple les *inhibiteurs de l'aromatase* (Arimidex®, Fémara®, Aromasine®) que l'on utilise pour traiter le cancer du sein. Ils sont volontiers prescrits pour de longues périodes (plusieurs années) chez des femmes ménopausées, qui sont déjà entrées dans une période physiologiquement « à risque » s'agissant de l'ostéoporose. Si vous avez été opérée d'un cancer du sein et si vous recevez un traitement hormonal, il est sans doute utile que vous fassiez avec votre médecin une évaluation de votre capital osseux par un examen radiologique simple et indolore : la *densitométrie osseuse.* S'il s'avère que vos os sont déjà fragilisés, votre médecin vous prescrira un traitement médicamenteux adapté, afin d'éviter que la guérison de votre cancer ne s'accompagne, à l'âge de 70 ou 80 ans, d'une fracture du col du fémur ou d'un tassement vertébral. Cela ne doit pas vous empêcher, de toute façon, de mettre à profit les recommandations faites à toute femme au-delà de la cinquantaine : prendre suffisamment de laitages pour les apports en calcium et faire de façon régulière un exercice physique doux et continu, l'idéal étant la marche ou le jogging léger (une demi-heure trois fois par semaine, idéalement davantage).

Autre circonstance : la destruction de l'os par des métastases, que l'on appelle *ostéolyse*. Celles-ci vont entraîner une résorption excessive de l'os par ses propres cellules (les ostéoclastes) qui réagissent de façon inappropriée à la présence de cellules cancéreuses. Tous les os peuvent être touchés et devenir très fragiles, au point de se briser à la suite de mouvements insignifiants ou d'efforts minimes. Lorsque des os portants comme les vertèbres ou les fémurs sont concernés, la conséquence d'un accident osseux, voire tout simplement de fortes douleurs liées à l'ostéolyse, sont très lourdes du point de vue fonctionnel. C'est pourquoi il importe de prévenir de tels accidents, d'abord en traitant spécifiquement la maladie cancéreuse, ce qui est l'affaire de votre cancérologue. Vous avez cependant un rôle important à jouer en évitant les efforts qui mettent à l'épreuve les zones atteintes ; par exemple, si vous avez une ou plusieurs métastases vertébrales, ne portez aucun objet lourd à bout de bras, ne soulevez aucun objet (même de quelques kilogrammes), ne courbez pas votre dos sans vous accroupir (si cela vous est possible), n'accomplissez aucune torsion de la colonne vertébrale notamment lorsque vous sortez de votre voiture. Si une jambe est touchée, une mise en décharge temporaire à l'aide de béquilles peut être discutée. Bref, ménagez-vous. Aucun effort physique ne peut améliorer une ostéolyse liée au cancer, y compris – une fois n'est pas coutume – la marche, si vos jambes ou vos hanches sont malades.

Enfin, on sait aujourd'hui que l'ostéolyse cancéreuse est efficacement traitée par des médicaments de la famille des *biphosphonates*, que l'on peut donner par la bouche (Lytos®, Clastoban®) ou sous la forme de perfusions (Zometa®, Bondronat®). Ces médicaments aident à lutter contre la douleur et font diminuer le risque de fracture des os longs et de tassement vertébral.

➤ *Quelques conseils pour l'entretien de vos muscles*

Il est important de prendre également soin de vos muscles, qui peuvent s'atrophier pour diverses raisons : l'alitement ou la réduction d'activité, des traitements corticoïdes prolongés ou encore la dénutrition. Cette atrophie musculaire, que l'on appelle *amyotrophie*, va rendre vos mouvements plus difficiles, occasionnant une fatigue supplémentaire, voire un découragement devant les difficultés que vous éprouverez à accomplir certaines activités qui, auparavant, ne posaient aucun problème. Un signe caractéristique de l'amyotrophie des jambes est la difficulté à se lever d'une position assise ou accroupie.

Enfin, la réduction de la masse musculaire favorise les *œdèmes*, c'est-à-dire la présence de liquide dans les tissus, par exemple autour des chevilles, où ils réalisent une sorte de « gainage » très caractéristique et toujours inquiétant pour qui se sent ainsi « gonfler » sans raison.

Pour minimiser les risques d'atrophie musculaire, il faut bien sûr limiter les facteurs favorisants énumérés ci-dessus, mais vous pouvez aussi réaliser des exercices simples de contraction musculaire maintenue une dizaine de secondes, puis relâchée. Ce genre d'exercice, à réaliser au niveau des mollets ou encore des muscles de la cuisse, doit être répété vingt ou trente fois, à plusieurs reprises au cours de la journée. Il ne doit jamais être douloureux, ni mettre en tension une zone musculaire, un os ou une articulation malade ou récemment opéré.

Un exercice très utile

Il consiste à cocontracter les muscles de l'avant et de l'arrière de la cuisse : en position allongée, le talon reposant sur un plan suffisamment dur, contractez doucement le muscle de la partie antérieure de la cuisse (quadriceps) et maintenez cette contraction tout en appuyant votre talon sur le plan dur (sans cambrer votre dos). Maintenez cet effort dix secondes sans forcer exagérément, puis relâchez. Passez alors à l'autre jambe, puis recommencez et ainsi de suite.

➤ *Le kinésithérapeute est votre allié*

Le kinésithérapeute fait partie de l'équipe soignante en cancérologie et il a un rôle très important à jouer dans le maintien de votre capacité fonctionnelle. Il peut arriver que vous soyez contraint(e) de beaucoup vous reposer en raison d'une fatigue intense ou des obligations d'un traitement. Mais il est des repos exagérément prolongés parce que l'on néglige la rééducation fonctionnelle ; une convalescence peut prendre trois semaines alors que vous pourriez être sur pied en dix jours. Il faut donc dépister les problèmes musculo-articulaires et squelettiques, qui sont fréquents et nombreux lors de la prise en charge d'une maladie cancéreuse, et les traiter le plus efficacement possible.

Le kiné est le professionnel le plus compétent pour vous proposer les exercices appropriés, vous montrer les postures les plus efficaces et vous aider à rester autonome dans les activités de la vie quotidienne. Il agit en relation avec l'équipe médicale, qui lui indique les zones à protéger parce qu'elles sont fragiles, ou au contraire celles qu'il peut renforcer activement.

À l'hôpital, cette action synergique et concertée fonctionne en général de façon efficace, mais les possibilités de la kinésithérapie de ville sont à mon avis sous-exploitées. Il faut savoir que de nombreux kinésithérapeutes se déplacent à votre domicile sur prescription médicale. Malheureusement, si les médecins apprennent, au cours de leurs études, à prescrire les médicaments, il n'en va pas de même de la kinésithérapie. Très souvent, le médecin ne sait pas bien ce qu'il faut indiquer au kinésithérapeute sur son ordonnance. C'est pourquoi, depuis quelques années, ce dernier a toute latitude pour décider lui-même des soins appropriés. Encore faut-il qu'il soit convenablement informé de votre problème. À cet égard, une simple ordonnance ne suffit pas ; la recherche d'une collaboration optimale doit inciter votre médecin traitant à considérer le kinésithérapeute comme un confrère et, le cas échéant, à lui écrire ou à lui téléphoner personnellement pour lui décrire avec précision votre situation.

Outre les multiples techniques de renforcement musculaire et articulaire, le kiné peut vous aider à réduire certains œdèmes des bras et des jambes par le *drainage lymphatique*, méthode particulièrement efficace. Cette technique est très appréciée des femmes qui ont été opérées d'un cancer du sein et qui se sont vu retirer les ganglions du creux de l'aisselle (curage axillaire). Dans les mois qui suivent apparaît parfois un « gros bras », infiltré par un excès de lymphe, qui peut être pesant, voire douloureux. C'est là que le kinésithérapeute entre en scène et, souvent, fait des miracles.

Combattre la douleur

➤ *La douleur, cette alliée encombrante*

Il peut paraître étrange de considérer la douleur comme une alliée. Pourtant, sans douleur la vie serait un danger permanent. Imaginez-vous saisir une casserole brûlante sans ce signal réflexe qui vous la fera lâcher en même temps qu'un juron. Imaginez ce qu'il adviendrait de votre main insensible, qui se laisserait ainsi carboniser jusqu'à l'os sans que vous en soyez averti(e)… Imaginez une maladie grave sans la douleur qui vous commanderait d'en parler à un médecin. Du reste, de telles situations ne sont pas totalement du domaine de la fiction : on sait bien, par exemple, que certains malades du diabète peuvent présenter des anomalies des nerfs qui conduisent la sensation douloureuse et par conséquent une diminution de leur capacité à « ressentir » la douleur ; on a pu ainsi observer d'authentiques infarctus du myocarde indolores chez ces malades diabétiques, dont la gravité est d'autant plus grande qu'ils passent ainsi inaperçus à leur phase de début. La douleur est, à vrai dire, un mode de réaction ultrarapide à une situation d'urgence, dans un but de sauvetage et d'autoconservation.

La nature n'a cependant pas – ou pas suffisamment – prévu de mécanismes de régulation, ou même d'arrêt pur et simple de la sensation douloureuse « à la demande de l'utilisateur », un peu comme on met fin à la sonnerie stridente d'un réveille-matin. Il en résulte que l'homme peut souffrir de façon prolongée, bien après la fin du traumatisme qui a causé sa douleur ou encore, de façon chronique, s'il est incapable de réparer totalement la lésion tissulaire causale. C'est la raison pour laquelle la maladie cancéreuse, qui par nature s'attaque aux tissus normaux, les infiltre et les détruit, touche très souvent des nerfs et provoque des sensations douloureuses. Celles-ci sont intenses, permanentes, lancinantes et difficiles à soulager. Elles ajoutent au vécu tragique du cancer le calvaire de la souffrance physique. L'alliée de l'épisode de la casserole brûlante est devenue l'ennemie intime du quotidien.

➤ *Lutter contre la douleur, c'est lutter pour la dignité*

Si la douleur cancéreuse est notre ennemie, nous ne l'identifions hélas pas toujours comme telle. D'abord, parce que nous avons souvent tendance à minimiser la douleur de l'autre, à la négliger. Parfois même, sa plainte récurrente nous agace : « Il exagère », « C'est une douleur psychologique », « Elle est hystérique »… Que de ces phrases vides de sens n'ai-je entendu servir d'alibi au refus de voir plus loin que le sentiment de notre propre impuissance, à nous soignants. Accéder à la douleur de l'autre, c'est la vivre et la ressentir un peu, c'est un effort de chaque instant pour accepter que le traitement que l'on a proposé s'avère inefficace, que le brillant diagnostic qui l'a motivé n'était pas si brillant ; c'est accepter qu'au bout du compte le malade ne soit pas satisfait. Et c'est recommencer sans la certitude de réussir. Cet effort, je le vois chaque jour s'accomplir à l'hôpital, par des soignants sans cesse plus motivés, plus conscients de l'ampleur de cette tâche, malgré la charge de travail écrasante qui est la leur. Je le vois mis en œuvre par les généralistes, souvent avec difficulté, avec peu de moyens, dans un quotidien professionnel devenu incroyablement difficile.

Je n'en ressens que plus de déception et de consternation lorsque je lis ou entends vilipender l'« inhumanité » des jeunes médecins – qui font pourtant davantage d'efforts que nous, leurs aînés, à leur âge, et bien davantage encore que n'en faisaient nos maîtres d'autrefois – par une certaine intelligentsia sociologique et médiatique, parfois confortée par la parole de vieux mandarins bien éloignés des réalités, qui fait profession de la nostalgie du temps jadis, celle des médecins qui « s'intéressaient vraiment aux malades ». Il me vient souvent l'envie de dire à tous ces bien-pensants et autres professionnels de la critique du « pouvoir médical » : souhaitez-vous vraiment un retour aux hôpitaux d'il y a trente ou quarante ans ? Ne pensez-vous pas qu'il faut chercher dans la lourdeur bureaucratique d'un système devenu écrasant pour ses propres acteurs la source des maux que l'on impute aujourd'hui si complaisamment aux soignants ?

Du point de vue social et jusque dans notre inconscient certainement, la douleur conserve une valeur morale. La culture judéo-chrétienne valorise la souffrance comme rédemption des péchés, l'individu expiant ses propres fautes mais aussi, tout à la fois, celles de l'humanité originelle et éternelle. Cette référence n'est sans doute pas immédiatement présente dans la relation qui vous unit aux soignants, mais il fait peu de doute qu'elle s'exprime au minimum à des niveaux inconscients, pouvant ainsi contribuer à une sous-estimation et par conséquent à un sous-traitement. Il y a aussi cette idée, fort répandue parmi les soignants et enseignée en faculté de médecine, selon laquelle la douleur est un élément clé du diagnostic. Le malade soulagé n'a plus de plainte et son médecin est privé d'un élément essentiel de son examen clinique. Cela est vrai, seulement dans une certaine mesure et ne justifie pas de retarder inutilement un traitement, surtout lorsqu'une communication efficace entre soignants, une consignation précise et par écrit dans le dossier médical des symptômes les plus signifiants, évite la répétition de l'interrogatoire et de l'examen clinique par plusieurs médecins successifs. Le « coup d'œil clinique » du médecin, son « feeling » particulier ont sans doute leur importance dans l'exercice si difficile de l'Art médical, mais ne valent pas qu'on leur sacrifie trop longtemps le bien-être d'un malade.

N'ayons pas peur de la prescription de morphine

Un autre facteur limitant l'utilisation optimale des traitements antidouleur est l'insuffisance de formation des soignants à la prescription des dérivés de la morphine. Cette substance ainsi que les nombreux dérivés aujourd'hui à notre disposition sont les plus efficaces dans le traitement de la douleur cancéreuse. Longtemps, elle a été associée dans l'imaginaire populaire – et, ce qui est pire, dans celui de nombreux médecins – à d'hypothétiques effets secondaires qui, de fait, s'observent lorsqu'elle est mal prescrite, avec une surveillance inadéquate. On a dit que l'utilisation de la morphine rend le malade dépendant, ou même qu'elle peut le faire mourir par son effet « dépresseur respiratoire ». Tous les spécialistes du traitement de la douleur savent que ces idées sont fausses, comme l'ont montré les études les plus sérieuses : dans l'immense majorité des cas, l'utilisation de la morphine, même à forte dose si la douleur le requiert, même sur une longue période, est possible sans inconvénient. C'est le surdosage, par exemple par un prescripteur inexpérimenté, ou du fait de la négligence du malade lui-même, qui peut produire des effets non recherchés, le plus souvent modérés d'ailleurs : constipation, sédation, nausées. Cette question de la dose est à mon sens à l'origine d'une perversion du débat sur les « nombreux patients » – comme disent les médias mal informés – en phase avancée de leur maladie, dont la morphine accélérerait, voire provoquerait la mort (d'où une légitimation *de facto* de l'idée d'euthanasie que l'on voudrait par conséquent banaliser, voire légaliser). Cette allégation ne repose sur rien ; aucune étude n'a jamais démontré qu'un traitement contre la douleur bien prescrit, bien surveillé, régulièrement adapté, nuit à l'organisme du malade. Je vais vous dire une chose, mais gardez-la pour vous : je suis intimement persuadé qu'il peut au contraire prolonger la vie.

Même si des efforts très importants ont été accomplis dans notre pays pour diffuser et démythifier les pratiques de soins les plus performantes en matière de prise en charge de la douleur, le cap doit être maintenu car le combat ne cessera jamais. Trop souvent encore, les malades me rapportent certaines attitudes de retenue excessive de la part de leur médecin : « Il n'a pas osé me donner de la morphine, il paraît que je risque de ne plus pouvoir m'en passer » ; « Il m'a dit qu'il ne voulait pas en prendre la responsabilité, qu'il fallait voir avec mon cancérologue »… Loin de moi l'idée de jeter la pierre à quiconque et surtout pas aux généralistes que nous avons formés et dont le quotidien, dans la société actuelle, tourne au sacerdoce. J'y vois plutôt une incitation à faire toujours mieux mon travail d'enseignant, avec mes jeunes collaborateurs à l'hôpital, avec les étudiants à l'université.

Les antalgiques ont une place essentielle dans le traitement du cancer

En tant qu'individu souffrant, vous pouvez aussi être conduit(e) à minimiser ce que vous éprouvez ; d'abord, parce que la lutte contre la douleur peut avoir quelque chose d'héroïque et de paradoxalement rassurant : tant que vous résistez, c'est que vous êtes en vie, capable d'éprouver, de ressentir, de conserver un certain contrôle. Ensuite, il se peut que vous vous méfiiez des traitements contre la douleur – ou « antalgiques » – par crainte de leurs effets secondaires, ou bien tout simplement par volonté de ne pas consommer trop de médicaments. C'est ce que j'entends dire par de nombreux malades. En réalité, il me semble que, derrière cette vision « raisonnable » de la thérapeutique, il y a l'idée que les traitements antalgiques ne « guérissent » pas, qu'ils ne sont que des cache-misère.

Or je voudrais vous dire avec beaucoup de force que je considère les antalgiques, lorsqu'ils sont nécessaires, comme partie prenante du traitement contre le cancer. Car lorsque la douleur est présente, même modérée, même en apparence « supportable », elle mine le moral du malade, réduit son autonomie, brise sa volonté et finit par le rendre dépressif et anorexique. Car la douleur est aliénation de l'individu, impossibilité du libre-arbitre, perte de la dignité humaine. Car la douleur devrait être, en permanence, la pire ennemie du malade comme du médecin.

Il n'y a pas de fatalité de la douleur, car des moyens efficaces pour la combattre existent. À l'opposé, malgré les progrès accomplis dans les deux dernières décennies, certains malades peuvent souffrir longtemps et n'obtenir des traitements qu'un soulagement imparfait. Il y a en effet des douleurs résistantes, voire rebelles et, quelquefois aussi, des personnes qui ne supportent pas les médicaments, dont elles éprouvent très vite et très intensément les effets secondaires. Dans ces situations, le recours à des spécialistes en « algologie », dans le cadre de consultations de la douleur, s'avère indispensable. Mais, encore une fois, bien des douleurs « résistantes » ne le sont en réalité que parce que le médecin résiste à les soulager, ou parce que le malade résiste à l'idée d'être traité, ou les deux.

➤ *Différentes catégories de douleurs*

Le cancer provoque deux types de douleurs de nature et de traitement complètement différents. La plus courante est la douleur *nociceptive*. Disons que c'est la sensation douloureuse classique, celle que l'on éprouve par exemple en se pinçant ou en se tordant la cheville. C'est la douleur qui résulte de l'agression des tissus normaux par la maladie cancéreuse, dont un exemple typique est la douleur par métastase osseuse : elle existe en un point bien défini – par exemple dans le dos s'il s'agit d'une vertèbre –, permanente, intense au point de requérir la prise de médicaments, avec parfois des paroxysmes. Elle existe au repos, mais s'aggrave avec les mouvements.

Une autre catégorie de douleur, moins fréquente mais particulièrement désagréable et difficile à soulager, résulte de l'atteinte de certaines fibres nerveuses qui vont conduire jusqu'au cerveau des sensations inappropriées : c'est la douleur *neuropathique.* Elle est en général ressentie sous la forme de picotements, de fourmillements, d'élancements brutaux, de brûlures, de décharges électriques à répétition. L'effleurement de la peau en regard de la douleur l'exacerbe ; c'est un signe caractéristique appelé *allodynie.*

Les médicaments de la douleur nociceptive sont les antalgiques classiques évoqués ci-dessous, mais qui n'ont le plus souvent aucun effet sur la douleur neuropathique. Le médecin peut alors être amené à augmenter les doses sans obtenir d'efficacité, des effets secondaires peuvent apparaître. Il faut donc recourir à d'autres molécules.

Une difficulté est représentée par l'intrication des douleurs nociceptive et neuropathique. C'est le cas par exemple chez cette patiente dont la cinquième vertèbre lombaire était le siège d'une métastase de son cancer du sein. Elle souffrait dans le bas du dos et, en plus, présentait une sciatique par irritation nerveuse au voisinage de la vertèbre abîmée. Son médecin lui avait prescrit de la morphine, très efficace sur les douleurs du dos, mais elle se plaignait toujours de brûlures et de picotements insupportables dans la fesse et dans la cuisse gauches, qui nous conduisirent à proposer l'adjonction d'un traitement spécifique de la douleur neuropathique. Le soulagement complet fut obtenu en une semaine.

➤ *Les moyens médicamenteux*

Les traitements médicamenteux de la douleur sont aujourd'hui nombreux, mais leur efficacité et leur tolérance sont variables d'une personne à l'autre. L'Organisation mondiale de la santé a établi une classification très utile en fonction de la puissance des médicaments.

Une classification par paliers

Au premier palier se situent les antalgiques les plus habituels, ceux que l'on trouve dans l'armoire à pharmacie familiale : paracétamol (Doliprane®, Efferalgan®...), aspirine, anti-inflammatoires. Ce sont des médicaments bien tolérés, avec une mention particulière pour le paracétamol qui a vraiment très peu d'inconvénients et surtout pas la fameuse « toxicité pour le foie » qui inquiète beaucoup les patients habitués à lire les notices des médicaments. Cette toxicité est très rare si l'on utilise le paracétamol aux doses recommandées ; elle est en réalité la conséquence de surdosages importants qui n'ont rien à voir avec le traitement de la douleur. Le paracétamol est un excellent médicament que l'on peut utiliser longtemps, seul ou même en complément d'autres antalgiques. Il n'en va pas de même de l'aspirine et des anti-inflammatoires qui peuvent avoir leur place dans des circonstances précises, mais en général transitoirement car ils sont agressifs pour l'estomac et le rein. Du reste, je vous conseille de ne pas utiliser de façon régulière un anti-inflammatoire (comme le Biprofenid® ou le Voltarène®) sans prendre un médicament protecteur de l'estomac.

Au palier 2 sont répertoriés des médicaments plus efficaces car ils contiennent des dérivés lointains de la morphine, sans être véritablement des stupéfiants. Il s'agit par exemple du Di-antalvic®, de l'Efferalgan® codéine, du Topalgic®. Leurs effets secondaires sont globalement les mêmes que ceux que je décrirai plus loin avec le palier 3, mais en principe moins fréquents et moins importants – même si cela n'est pas toujours vrai. Pour être pleinement efficaces, ces médicaments doivent être pris à la dose recommandée et prescrite par votre médecin. Il ne sert à rien de réduire le nombre de comprimés ou de gélules de votre propre initiative, ce qui rendrait le traitement inefficace. La lutte contre la douleur requiert *le bon médicament, à la bonne dose.* Lorsqu'un échec est observé, il faut savoir l'admettre et proposer un autre traitement. En général, il est conseillé de respecter l'ordre des paliers, c'est-à-dire de commencer avec un traitement de palier 1 avant de passer au palier 2 et ainsi de suite. En fait, la douleur du cancer est parfois violente et un médecin qui en a l'habitude peut vous prescrire d'emblée un médicament de palier 2, voire 3.

Les médicaments du palier 3 sont des dérivés de la morphine. Ce sont les antalgiques les plus puissants mais aussi les plus difficiles à manier car la dose qui permet d'obtenir le soulagement de la douleur est en général très proche de celle qui va produire des effets secondaires. Ces derniers sont pour l'essentiel : des nausées, une baisse de l'appétit, une constipation, une somnolence qui peut – rarement – aller jusqu'à un état de torpeur avec des troubles de la mémoire, une perte de l'orientation dans l'espace et dans le temps, voire des hallucinations (visions d'animaux le plus souvent : araignées, serpents…). La plupart de ces effets secondaires peuvent être évités ou maîtrisés en évaluant régulièrement le traitement et sa tolérance et, si besoin, en changeant un médicament qui ne conviendrait pas.

Les nausées seront en général calmées par un médicament antinauséeux comme le Motilium® ou le Primpéran® et, de toute façon, elles ont tendance à s'atténuer d'elles-mêmes au cours du temps. La prévention de la constipation repose sur la marche régulière, la prise de boissons abondante, de légumes et de fruits frais ou cuits et de certains laxatifs peu agressifs pour l'intestin comme le Forlax®.

La morphine existe sous la forme de comprimés ou de gélules et peut aussi être injectée par voie sous-cutanée ou intraveineuse. En général, la forme orale est celle qui convient d'emblée et les injections ou perfusions sont réservées aux personnes qui souffrent beaucoup malgré le traitement oral, ou bien qui sont hospitalisées.

Les comprimés ou gélules se présentent sous deux formes : libération rapide (Sevredol®, Actiskenan®) et libération prolongée ou LP (Skenan LP®, Moscontin LP®). Les formes à libération rapide agissent vite, en trente minutes à une heure et leur durée d'action est de quelques heures. Elles peuvent servir à évaluer les besoins en morphine sur vingt-quatre heures – de façon à prescrire ensuite une forme LP –, puis à traiter les paroxysmes douloureux chez un malade qui aurait par ailleurs un traitement de fond (forme LP) mais qui ressentirait malgré tout des douleurs à certains moments de la journée. Les formes LP se donnent le matin et le soir et leur durée d'action est de douze heures.

Un médicament dérivé de la morphine, le Fentanyl®, présente une originalité dans la mesure où la forme LP, appelée Durogesic®, correspond à un *patch* qui se colle sur la peau et ne se change que tous les trois jours. Le produit diffuse lentement à travers la peau et passe dans la circulation, procurant un soulagement continu grâce à des concentrations assez stables – il faut demeurer vigilant(e) cependant en cas de fièvre car la pénétration du médicament peut alors être accélérée et causer un surdosage. La forme « rapide », appelée Actiq®, est une sorte de « bâtonnet » à sucer, qui est probablement, de toutes les formes orales de morphine et dérivés, celle qui agit le plus vite (quinze à trente minutes). Lorsque l'Actiq® a été commercialisé, je faisais partie des sceptiques qui pensaient qu'il ne s'agissait que d'un gadget et que ce médicament ne trouverait pas sa place. Aujourd'hui, après avoir vu bien des malades en bénéficier, je suis revenu de cette idée préconçue.

D'autres dérivés de la morphine par voie orale sont également à notre disposition sous forme LP : il s'agit de la Sophidone® et de l'Oxycontin®, ce dernier comportant également une forme à libération rapide (Oxynorm®).

À chaque patient, son médicament

Pourquoi autant de molécules disponibles, n'y a-t-il pas un risque de confusion, de flou dans la stratégie thérapeutique ? En réalité non, cette diversité est un atout. Il existe en effet très certainement un « couple idéal » malade-médicament et, parmi ce foisonnement de substances actives, certaines vous conviendront mieux que d'autres. Par exemple, on essaie volontiers l'Oxycontin® chez ceux qui ont des problèmes digestifs avec la morphine et, à l'inverse, on attend de la Sophidone® moins d'effets sur le système nerveux. Quant au Durogésic®, il est parfois mieux toléré que la morphine, parfois moins bien…

Enfin, il a été envisagé, même lorsqu'un traitement par morphine est efficace et bien toléré, de lui substituer systématiquement, au bout d'un certain temps, un autre médicament dérivé, de façon à réduire le risque d'accoutumance qui conduirait à augmenter les doses pour maintenir l'efficacité. Cette pratique, appelée *rotation des opioïdes*, reste aujourd'hui débattue au sein de la communauté médicale. Mon point de vue – mais peut-être suis-je totalement dans l'erreur ? – est que le phénomène d'accoutumance, s'il existe, ne pose que très rarement problème et qu'au contraire il est assez périlleux de « changer une équipe qui gagne », c'est-à-dire de substituer à un traitement qui marche bien une nouvelle stratégie qui pourrait échouer.

Quelle est au fond la bonne stratégie ? La bonne stratégie est *le dialogue avec votre médecin et l'évaluation permanente du traitement.* Pour cela, point n'est besoin de s'encombrer de critères très complexes, même si les échelles visuelles analogiques (dont je vous ai parlé au chapitre consacré aux perturbations du moral) sont sans doute de bons instruments, qui ont au moins le mérite de montrer à votre médecin un signe tangible de votre souffrance.

Traiter les douleurs rebelles

Une grande partie des douleurs peut ainsi être traitée avec succès, mais il existe des douleurs rebelles qui vont nécessiter par exemple la prescription de morphine par voie intraveineuse continue, à l'aide de pompes électroniques appelées PCA, qui permettent une parfaite régulation du débit de médicament administré. En outre, ces pompes permettent au malade de se faire lui-même, à la demande, à l'aide d'un bouton-poussoir des petits « suppléments » – ou bolus – lorsque son niveau de douleur le nécessite. Aujourd'hui, de telles pompes peuvent être installées à domicile, avec le concours d'organismes de soins ambulatoires spécialisés, de sorte qu'un traitement antalgique lourd devient faisable en dehors même de l'hôpital.

Si, malgré les efforts coordonnés de l'équipe soignante, vous continuez à souffrir, alors l'intervention d'un spécialiste de la douleur sera requise, avec en perspective soit une solution médicamenteuse, soit le recours à des techniques spécifiques : électrostimulation, infiltration de zones douloureuses avec de la cortisone ou des anesthésiques, mise en place d'un cathéter (très fin tuyau) directement au voisinage de la moelle épinière – un peu comme dans une péridurale, pour donner de petites doses de médicament là où il aura le plus d'impact, c'est-à-dire directement dans le système nerveux –, voire chirurgie des fibres nerveuses de la douleur. Il arrive même qu'un de mes collègues spécialistes pratique dans mon service des séances d'hypnose, et je peux attester que les malades s'en portent plutôt bien !

S'agissant du cas particulier de la douleur neuropathique, celle-ci reste insensible aux antalgiques que j'ai énumérés plus haut. Parfois, sans que l'on sache vraiment pourquoi, certains dérivés de la morphine peuvent la calmer, mais ce n'est pas la règle. Elle réagit au contraire à des médicaments qui ne sont pas des antidouleur au sens propre. Certains sont des médicaments de l'épilepsie, comme le Rivotril® ou encore le Neurontin®. D'autres sont des antidépresseurs dits « tricycliques » comme le Laroxyl® ou encore l'Anafranil®. Ces différents médicaments ont tendance à provoquer une somnolence, car ce sont des sédatifs ; ils peuvent aussi être responsables de sécheresse de la bouche, constipation et divers autres inconvénients qui parfois perturbent la vie quotidienne. Il semble que, parmi eux, le Neurontin® offre le meilleur rapport efficacité-tolérance, avec tout au plus quelques vertiges, d'où probablement le succès actuel de ce médicament.

➤ *Divers autres moyens… et non des moindres*

En matière de traitement de la douleur, les vieilles recettes ont souvent du bon et ne devraient pas être oubliées. La *chaleur* – la bouillotte de nos grands-parents, ou, de façon plus simple, un sèche-cheveux utilisé pour chauffer sans toutefois irriter la peau – fait merveille sur les contractures et sur bien des douleurs d'origine osseuse, notamment au niveau du dos.

La *contention* des zones douloureuses, surtout au niveau du thorax et du dos (bande élastique pour une côte malade, ceinture Gibaud pour la région lombaire…) procure un soulagement immédiat, au moins autant du fait de son action mécanique que de la stimulation et du réchauffement de la peau, qui réduiraient la sensation douloureuse.

La *mise en décharge* d'un membre malade (attelle de bras, marche avec béquilles…) suffit très souvent à contrôler la douleur dans une proportion significative.

CHAPITRE 5

Les médecines alternatives : quelles preuves pour quelles croyances ?

Dans votre recherche du meilleur traitement, de la meilleure prise en charge possible, adaptée à votre cas particulier, je ne ferai pas l'économie du débat et de l'information sur les médecines « alternatives », encore appelées « parallèles », « non reconnues par la médecine officielle », etc. À vouloir couper les cheveux en quatre, nous pourrions disserter, en une dizaine de pages au minimum, sur le terme le plus adapté pour désigner ces médecines. Je vous en offre une définition assez simple : ce sont des thérapeutiques que ne vous proposerait pas un cancérologue dûment certifié comme seul traitement de votre maladie et qui ne sont pas enseignées dans les universités médicales comme traitements du cancer d'efficacité reconnue.

Cela étant dit, nous éviterons soigneusement la caricature des débats ordinaires, qu'ils soient médiatiques ou de café du commerce. Les protagonistes, en règle générale, se haïssent avant même de se connaître ; pour les uns, les promoteurs des pratiques alternatives sont des charlatans dangereux, des escrocs qui profitent du malheur d'autrui ; pour les autres, il y a une médecine « officielle » sectaire, dogmatique, intolérante, qui délimite son pré carré en persécutant quelquefois des génies méconnus qui, sans cela, auraient depuis longtemps résolu tout à la fois les problèmes posés par le cancer et le sida, pourquoi pas ?

Comme toujours, la réalité est beaucoup plus subtile et je ne prétends ici vous apporter que quelques éléments de réflexion, quelques pistes pour approfondir vos propres recherches le cas échéant. Nous allons donc poser quelques jalons avant de faire un tour d'horizon des médecines alternatives appliquées au cancer.

Ce qui est scientifique et ce qui ne l'est pas

Il y a une *façon scientifique de faire de la médecine.* C'est un acquis tout à fait récent. Depuis la seconde moitié du XIXe siècle seulement, depuis Pasteur et la microbiologie, depuis Claude Bernard et la médecine expérimentale, les médecins se sont laissé convaincre de l'intérêt des sciences fondamentales pour traiter leurs malades. Durant des siècles, ils ont cru à des théories fumeuses qu'ils ont enseignées comme autant de dogmes incontestables. Ainsi, la théorie des humeurs de Galien qui les a conduits à pratiquer sans discernement la saignée, cette thérapeutique présentée comme universelle et en réalité universellement désastreuse ! Ainsi, la « génération spontanée » du vivant qui les fit ignorer l'existence des bactéries, causes des maladies infectieuses et réfuter si longtemps la notion de contagion alors que tant de vies eussent été sauvées par des mesures simples d'hygiène et d'isolement des malades…

Lorsque William Harvey, en 1628, décrit de façon lumineuse et si scientifique – du point de vue de la démarche – la circulation sanguine, il se heurte à l'obscurantisme du corps médical qui croit aveuglément à l'anatomie décrite par les anciens savants grecs et orientaux. Pourtant, ses observations et ses expériences consacrent le triomphe de la logique et de la raison, mais rien n'y fait ; la faculté de médecine de Paris s'insurge, les querelles vont bon train durant près d'un demi-siècle. Il faudra, en 1673, l'intervention de Louis XIV pour que l'on enseigne aux étudiants ce qui n'est déjà plus une théorie, mais une évidence scientifique[1].

Les exemples de cette nature abondent dans l'histoire de la médecine. Nombre d'archaïsmes, qui furent autant de freins au développement de la connaissance, ont été longs et difficiles à vaincre, sous l'influence de facteurs extérieurs très souvent (notamment l'omniprésence de l'Église), mais aussi – ayons le courage de le dire – avec la complicité des médecins eux-mêmes.

Fort heureusement, les temps ont changé ; la médecine n'est pas pour autant devenue une science, mais elle a intégré la nécessité d'une démarche scientifique. Dans le même temps, elle est devenue très performante. Chacun s'accorde à le reconnaître et il est superflu d'en multiplier les exemples : depuis un demi-siècle, les médecins ont acquis la capacité d'influer sur l'évolution des maladies et la vie des malades. C'est vrai y compris en cancérologie, même si l'on ne guérit que la moitié des cancers, mais les progrès sont, année après année, vérifiables, nombreux, incontestables. Chacun en bénéficie aujourd'hui, à des niveaux divers, sans même plus s'en rendre compte. L'homme vulnérable d'autrefois est devenu un usager, volontiers exigeant, du système de soins. À l'idée de maladie, jadis inéluctable, on a substitué le concept de droit à la santé. L'une des conditions de ce progrès a été le passage d'une médecine totalement empirique à une médecine largement nourrie de science.

➤ *La démarche scientifique*

Quels sont donc les fondements de la démarche scientifique qui est aussi, aujourd'hui, celle de la médecine moderne ?

Tout d'abord, la *prééminence des faits sur les théories ou les supputations gratuites.* Les faits sont issus de l'*observation*, qui implique une certaine passivité, puisqu'elle ne s'applique qu'à ce qui est observable sous certaines conditions d'espace et de temps, mais également de l'*expérience* qui reproduit les phénomènes naturels de façon dynamique.

Ensuite, la *production d'interprétations et d'hypothèses à partir des faits,* le plus difficile étant *d'induire des vérités générales* à partir de données nécessairement réductrices et particulières. La vérité scientifique est donc humble et modeste, elle connaît ses limites. Elle ne peut jamais être universelle et définitive. C'est pourquoi le médecin moderne se méfie des panacées universelles, des médicaments qui guérissent toutes les maladies, des théories qui expliquent le cancer comme s'il n'y avait qu'un seul cancer, alors que la complexité biologique de cette maladie est sans fin. Une théorie scientifique est seulement *corroborée* par la répétition inlassable des observations et des expériences dont une seule, si elle montre le contraire de ce qui jusque-là est admis, suffit à la ruiner.

Cette démarche a été formalisée, au XIXe siècle, par le médecin et physiologiste français Claude Bernard, dans un livre demeuré célèbre : *Introduction à l'étude de la médecine expérimentale.* Entre autres découvertes, Claude Bernard a démontré qu'il existe chez l'homme et l'animal, à l'état normal, du sucre dans le sang (glycémie), à une époque où l'on enseignait encore, dans les universités, que cela ne pouvait exister que chez les diabétiques. La légende veut qu'il ait un jour « oublié » un foie d'animal après l'avoir

« lavé » pour le préparer à ses expériences. Or, au lieu de s'en débarrasser purement et simplement, il a eu l'idée d'en explorer les vaisseaux sanguins et, contre toute attente, y a trouvé du sucre alors qu'il n'en existait pas au terme du lavage, le foie ayant été purgé de tout le sang venant du tube digestif. Claude Bernard a donc émis l'hypothèse que le foie pouvait *fabriquer du sucre et par conséquent le répandre naturellement dans le sang*, mais il a pris soin de répéter inlassablement cette expérience et d'en vérifier la reproductibilité indéfinie, avant de conclure à l'exactitude très probable de sa découverte.

➤ *Les liens de causalité*

L'une des quêtes fondatrices et des principales difficultés de la démarche scientifique est l'établissement de *liens de causalité* : tel médicament anticancéreux est actif parce qu'il agit sur telle partie de la cellule cancéreuse dont le rôle dans la croissance de la tumeur est bien démontré. Malheureusement, les causes des phénomènes et de leurs relations ne sont pas toujours identifiables. La modestie scientifique conduit souvent à démontrer seulement que deux phénomènes sont liés statistiquement, dans l'impossibilité au moins temporaire de prouver que l'un est la cause de l'autre. Par exemple, il n'est pas très difficile de montrer que tabagisme et cancer du poumon sont liés. Il suffit pour cela de comparer le nombre de cancers du poumon survenant dans des populations de fumeurs et de non-fumeurs et la réalité saute aux yeux parce qu'elle est écrasante. En revanche, pour démontrer que la fumée de tabac provoque le cancer, il faut en identifier les agents chimiques et démontrer leur capacité à transformer les cellules bronchiques normales en cellules cancéreuses. Dans ce cas particulier, hélas, ce n'est pas si difficile : il y a plusieurs dizaines de substances cancérigènes dans la fumée de tabac.

Cette question de la causalité est très importante ; l'ignorer peut conduire à commettre de graves erreurs de jugement. Par exemple, le fait de fumer un grand nombre de cigarettes chaque jour et celui d'avoir les doigts jaunes sont indubitablement liés. Par conséquent, doigts jaunis par le tabac et cancer du poumon sont également liés. Or qui oserait prétendre que le fait d'avoir les doigts jaunes provoque le cancer ? Ce genre d'approximation conduit insensiblement, en médecine, de la science véritable à quelque chose qui peut dangereusement lui ressembler au point d'abuser de la crédulité des non-initiés et faire le lit des charlatanismes les plus divers.

Avant d'aborder spécifiquement la question du cancer, je ferai trois remarques importantes :

1. *On exige beaucoup de la médecine moderne et la médecine moderne exige beaucoup d'elle-même.* En revanche, les mêmes exigences ne s'appliquent pas à des médecines non scientifiques : qu'une tumeur soit guérie par une chimiothérapie est de l'ordre du normal et ne signifie pas que le cancérologue qui l'a proposée soit en cela doué de génie. Qu'elle soit guérie – simple hypothèse – par un traitement alternatif sera considéré comme une prouesse extraordinaire qui, à elle seule, démontrera le pouvoir absolu du traitement en question. Personnellement, cette différence fondamentale ne me choque pas, car je ne pense pas que la science soit un absolu intellectuel et philosophique, ni que le domaine du magique et du merveilleux n'ait pas droit de cité dans la vraie vie. Simplement, lorsque je veux faire bouillir de l'eau, j'allume le feu sous la marmite, parce que c'est une méthode qui a fait ses preuves. Je peux aussi espérer faire

bouillir cette eau par télépathie, mais lorsque mes enfants ont faim et réclament leurs spaghettis, alors j'allume le feu.

2. *Ce qui n'est pas scientifique est de l'ordre de la croyance et toute croyance est respectable.* Notre propre histoire, à nous médecins, doit de ce point de vue nous enseigner l'humilité. Mais nous avons aussi la responsabilité de vous dire, à vous qui souffrez de cette maladie, à vous qui avez le droit de bénéficier des meilleurs soins : il y a des traitements qui ont été soumis au crible de l'évaluation scientifique et qui ont fait leurs preuves, et il y a des traitements dont l'effet est une pure hypothèse, une croyance. Il nous faut aussi dire avec modestie : *un traitement dont l'effet n'a pas été scientifiquement démontré n'est pas obligatoirement sans effet.* Le préférer à une thérapeutique d'efficacité éprouvée et reconnue est un pari risqué et dangereux, mais votre liberté est entière et nous la respectons. Pour autant, il nous faut combattre avec la plus grande énergie les escrocs qui veulent vous faire croire qu'ils sont des scientifiques. Pour cela, il y a des critères de discernement : j'y reviendrai.

3. *On reproche à la science sa rigidité, sa complexité, sa froideur.* Mais n'oublions pas que la science est une conquête de la Raison humaine et qu'elle a contribué à émanciper une partie de l'humanité du pouvoir des sorciers, de l'influence des religions – j'entends : dans ses aspects négatifs – et de l'emprise de gourous de tous acabits...

Mythes et réalités

Certains éléments me paraissent indispensables à l'étayage de votre réflexion, compte tenu des multiples croyances et rumeurs qui circulent au sujet du cancer. L'enjeu est de vous permettre d'exercer un certain esprit critique vis-à-vis de ce que vous pouvez lire ou entendre dire.

Bien que sa biologie soit de mieux en mieux connue, la maladie cancéreuse reste d'une immense complexité. Cette complexité n'a rien de magique ni de diabolique ; elle provient dc l'interaction de millions de facteurs biologiques (régulations des gènes, des protéines, multiplicité des voies du métabolisme cellulaire...), réalisant une quasi-infinité de combinaisons possibles. Elle permet aussi d'affirmer que l'on ne trouvera jamais la clé de la guérison du cancer au sens où la découverte des antibiotiques a permis de guérir les infections bactériennes. C'est en ce sens que Richard Nixon s'est lourdement trompé lorsqu'il a proclamé, il y a plusieurs décennies, la victoire prochaine sur le cancer tout comme J. F. Kennedy avait promis – à juste titre – la conquête lunaire. Guérir le cancer est beaucoup plus complexe que d'envoyer des hommes dans l'espace, aussi étonnant que cela puisse paraître. En revanche, la marge de progression de la médecine scientifique reste immense, c'est pourquoi je me garderai bien de faire des prévisions sur sa capacité à guérir un jour tous les malades. Je ne partage pas le pessimisme de certains de mes collègues[2], mais rien de ce que je vois actuellement de l'évolution thérapeutique ne me conduit non plus à dire que j'assisterai de mon vivant à cette victoire historique.

Il résulte de cette complexité biologique, de la multiplicité et de l'hétérogénéité des cancers tout autant que de la singularité des malades, que des phénomènes « extraordinaires » peuvent se produire et sont parfois observés dans la pratique quotidienne des cancérologues. Ainsi, des résultats inespérés de certaines thérapeutiques qui déjouent tous les pronostics : guérison d'une maladie considérée comme incurable, rémission de très longue durée (dix, quinze ans, voire davantage). Ainsi, des stabilisations tumorales (des tumeurs qui ne grossissent plus), voire des rémissions complètes (disparition de tout signe de la maladie) de façon spontanée, sans aucune intervention thérapeutique. Ainsi, pour finir, la disparition spontanée de certaines métastases après que l'organe où est née la tumeur cancéreuse a été enlevé chirurgicalement[3].

Au cours des siècles

De nombreux « miracles » ont ainsi été décrits au cours des siècles et le plus souvent reliés à des interventions divines. Au début du XVIIIe siècle par exemple, l'affaire dite des « convulsionnaires de Saint-Médard » fit grand bruit.

Sur la tombe du diacre François de Pâris, dont la vie avait été fort pieuse, se produisirent des phénomènes étranges : des malades, des infirmes retrouvaient soudain la santé après avoir été saisis de convulsions spectaculaires. En quelques mois, le bruit se répandit que la sainteté du diacre avait par la faveur de Dieu le pouvoir de guérir. Des foules entières accoururent de toute la France ; les aveugles retrouvaient la vue, les paralysés recommençaient à marcher, les mourants revenaient à la vie[4]. Les chroniqueurs de l'époque rapportent avec enthousiasme ces miracles, parmi lesquels la guérison de la demoiselle Coirin, atteinte d'un cancer du sein au stade terminal[5].

L'affaire de Saint-Médard s'est terminée avec la fermeture du cimetière par l'autorité royale, avec l'assentiment de l'Église, devant la menace d'une évidente et redoutable concurrence... En quelques années, les miracles ont cessé à Saint-Médard, puis ont ressurgi en d'autres lieux. Parmi les miraculés de Lourdes répertoriés par l'Église figurent des cancéreux. En 1974, un congrès scientifique tout à fait sérieux consacré à la guérison spontanée du cancer s'est même tenu à l'Université John Hopkins de Baltimore (Maryland,

États-Unis), sous les auspices des plus hautes autorités scientifiques américaines[6].

Comme on pouvait s'y attendre, cette conférence n'a pas permis de comprendre tous les récits qui y furent rapportés, mais eut au moins le mérite de formaliser certaines questions d'importance, à répéter chaque fois qu'un cas prétendument « extraordinaire » vous est décrit pour illustrer le pouvoir de tel ou tel traitement, le don de tel ou tel guérisseur :

- S'agissait-il vraiment d'un cancer ?
- S'agissait-il vraiment d'une guérison ou d'une simple rémission, la maladie étant en quelque sorte stabilisée ?
- Ce phénomène a-t-il été reproduit à diverses reprises, avec des malades différents, traduisant un réel effet thérapeutique ?
- Le malade en question ne recevait-il pas par ailleurs un traitement anticancéreux classique ?
- A-t-on la preuve – ou du moins des arguments très forts – pour penser qu'il y a un lien de causalité entre l'intervention décrite (Dieu, un guérisseur, une médecine quelconque) et le devenir du malade ?

Vous comprendrez que, faute d'une certaine rigueur intellectuelle, on se convainc aisément que de tels phénomènes – hélas fort rares, il faut bien le dire – sont autant de preuves de l'efficacité d'un traitement alternatif ou du talent d'un guérisseur. J'ai pourtant, dans mon expérience personnelle, quelques exemples de réussites inespérées de chimiothérapies initiées en désespoir de cause chez des patients qui, jusque-là, étaient en situation d'échec thérapeutique. Tous mes collègues cancérologues pourraient en dire autant. Nous ne nous prétendrons pas pour autant détenteurs d'une technologie, d'un talent ou d'un savoir qui nous distingueraient en tant que tels.

La « méthode » Solomidès a-t-elle fait un miracle ?

Il y a vingt ans, je passais les épreuves du baccalauréat. Je me souviens avoir pris un café avec un camarade de classe qui me raconta que, quelques années plus tôt, son père avait été opéré d'un « cancer du nez ». La tumeur ayant été enlevée par le chirurgien, ce dernier avait préconisé une simple surveillance. Le patient et sa famille, considérant la gravité de la maladie, avaient trouvé cette proposition fort désinvolte et se tournèrent vers les médecines parallèles. Sur le conseil d'amis, le patient eut recours à la « méthode Solomidès » (voir page 187) durant quelques mois. Plusieurs années après, au moment de la discussion avec mon camarade de classe, tout allait bien. Sa conclusion fut lapidaire : sans Solomidès, le cancer aurait récidivé et son père serait mort. Une fois de plus, la médecine officielle, bien qu'ayant grandement bénéficié de cet auxiliaire thérapeutique, ignorait l'immense intérêt des travaux de Solomidès. Devant ce témoignage de bonne foi, que pas un instant je ne songeai à remettre en cause, je fus immédiatement convaincu.

J'avais oublié cette histoire lorsque, bien plus tard, assistant à la faculté de médecine à un cours de dermatologie, je fis connaissance avec le carcinome basocellulaire, le fameux cancer du nez du père de mon ami. Il s'agit d'une tumeur d'évolution purement locale, qui ne donne pas de métastase et qui en règle générale guérit après avoir été enlevée ; aucun traitement complémentaire n'est nécessaire. Le chirurgien avait donc raison et il avait guéri son patient.

Il faut retirer de cette histoire deux enseignements à mon sens : d'abord, la fragilité du témoignage humain. Lorsque je me hasarde sur le Net à « surfer » sur des sites qui abordent la question des traitements alternatifs, j'y trouve des témoignages de personnes qui prétendent avoir été guéries par telle ou telle thérapeutique non officielle. Le plus souvent, je ne doute pas de la bonne foi de ces témoignages, mais je n'en retire aucune conviction personnelle, car des histoires à la Solomidès peuvent ainsi se décliner de multiples manières.

Ensuite – deuxième enseignement – une insuffisance d'explication dans de nombreux cas. Dans l'histoire de mon camarade de classe, il eût peut-être suffi de quelques mots supplémentaires, d'une réassurance que le malade attendait et qui n'a peut-être pas été suffisamment exprimée. Ou bien la gravité du diagnostic de cancer, dans l'esprit du malade, a pu le rendre temporairement réfractaire à toute possibilité d'être rassuré. La qualité de l'information, son vécu, la gravité pressentie ou réelle de la maladie, ses conséquences psychologiques, tout cela crée ou non le besoin d'un « ailleurs thérapeutique », d'un Solomidès salvateur.

Le besoin de croire

La rationalité médicale joue aussi un rôle ambigu. Par certains côtés, elle vous apporte toute la sécurité et les secours de la science. Mais sa capacité à faire des prédictions qui se vérifient avec une régularité désespérante, parce que statistique, ne vous laisse pas la possibilité d'espérer au-delà du raisonnable. Or le besoin de croire, la recherche de sens sont des données essentielles du fonctionnement psychique. Certains praticiens de médecines alternatives sont aussi de grands communicateurs, capables de vous offrir ce à quoi la médecine officielle n'a pas su attacher suffisamment d'importance. Je reconnais aussi très volontiers que le domaine de la croyance doit être reconnu et préservé et qu'il n'y a pas à regarder avec mépris ceux qui se rendent en pèlerinage à Lourdes invoquer par le recours à la prière la grâce divine. Il y a un peu de cela dans le recours à certaines médecines alternatives mais, en tout état de cause, il faut vous méfier des supercheries. La première d'entre elles est de vous faire croire, par les artifices d'une rationalité factice, qu'elles s'inscrivent dans le cadre des pratiques scientifiques. Le plus souvent, l'affirmation remplace la démonstration, le culte du cas isolé tient lieu d'absolu statistique, l'aura du gourou ou du génie méconnu tient lieu de causalité. La prétention scientifique, doublée le plus souvent – curieux paradoxe – d'une critique virulente de la médecine « officielle », est à mon sens l'un des plus sûrs critères devant conduire à la plus extrême méfiance.

Ne vous laissez pas abuser

Un autre mythe, qu'il convient de combattre, est celui du *complot médico-scientifique* : au nom de je ne sais quelle défense d'intérêts corporatistes, le monde médical refuserait de reconnaître l'immense intérêt de certaines méthodes ou substances à activité thérapeutique mises au point par de grands génies, hélas, persécutés par la science, pour le plus grand malheur des malades qui pourraient être sauvés et que l'obscurantisme scientifique condamne. Je dois dire que, durant toutes les années passées sur les bancs de la faculté de médecine puis dans les hôpitaux, puis devenant à mon tour enseignant, je n'ai jamais rencontré les grands maîtres qui ont ourdi ce complot, ni compris comment je devrais à mon tour œuvrer pour maintenir cette conspiration du silence. En rencontrant, dans les réunions scientifiques internationales, des collègues cancérologues du monde entier, en prenant chaque jour connaissance, grâce aux immenses ressources des technologies de communication, des dernières avancées diagnostiques et thérapeutiques avant même qu'elles ne soient publiées dans des journaux spécialisés, je n'ai jamais compris comment la « grande secte des médecins » (il s'agit d'un terme trouvé sur le Net, utilisé par une malade adepte de traitements alternatifs) pouvait, à notre époque encore, étouffer ces grandes voix. Ni comment le monde judiciaire qui condamne régulièrement des charlatans, pouvait ainsi, à l'instar du public, se laisser abuser. Ni pourquoi les autorités de notre pays continuaient à financer un système de santé aussi coûteux alors que des solutions miraculeuses sont à portée de nos mains.

Ce que j'ai surtout très bien compris, c'est que des escrocs et des criminels sévissent encore en toute impunité dans notre pays – et plus encore à l'étranger –, parce que j'ai eu sous les yeux les désastreuses conséquences de leurs pratiques. Depuis les nombreux exemples – que partagent tous mes collègues cancérologues, avec une effrayante régularité – de tumeurs qui auraient parfaitement pu guérir au moment où elles ont été diagnostiquées et que les malades ont laissé grossir en prenant en toute confiance un traitement alternatif, jusqu'à ce jeune homme que j'ai vu un jour interrompre une chimiothérapie de toute évidence efficace, sous l'emprise tragique d'un gourou magnétiseur, et qui est revenu me voir au stade terminal de sa maladie, alors que je ne pouvais plus rien pour lui, la réalité quotidienne parle avec suffisamment de dureté.

Il me semble que les lignes qui précèdent soutiennent une évidence : la cancérologie scientifique, « officielle », « académique » ou encore « allopathique » – appelons-la comme vous voudrez – *est celle qui marche*, celle qui est enseignée dans les facultés de médecine et les hôpitaux, celle qui requiert quatorze ans d'études pour former un spécialiste compétent, celle qui guérit aujourd'hui un cancer sur deux et dans l'avenir sans doute davantage, celle qui peut mesurer et afficher ses progrès comme ses limites, celle qui fait échanger en permanence les connaissances et les acquis de dizaines de milliers de spécialistes du monde entier et surtout celle qui *sait pourquoi elle marche.*

Partant du constat que 50 % des malades du cancer aux États-Unis auraient recours à des traitements alternatifs, les organismes médico-scientifiques de ce pays mettent à la disposition du public des brochures d'information et des sites Internet qui recensent ces pratiques. Cette initiative est louable mais elle a selon moi un effet pervers, qui est l'absence de véritable distinction entre ces médecines et la médecine scientifique. En aucun cas, elles ne peuvent être confondues, même si certaines pratiques alternatives peuvent se prévaloir d'un véritable effort d'évaluation de leurs effets et si certains praticiens apparaissent plus sérieux que d'autres.

➤ *Naturel n'est pas synonyme de doux et alternatif ne signifie pas inoffensif*

La plupart des médecines alternatives revendiquent la qualité de « médecines douces », là où la médecine officielle est « dure », c'est-à-dire agressive et peu respectueuse des malades. Lorsque l'on songe à la chimiothérapie du cancer, c'est une évidence. Les effets secondaires sont encore trop nombreux et trop difficiles à vivre pour les malades. Il n'y a cependant pas, comme on voudrait parfois le laisser croire, une volonté délibérée d'empoisonnement ; au contraire, toutes les recherches thérapeutiques actuelles ont pour but, non seulement d'améliorer l'efficacité des traitements, mais aussi de réduire le nombre et la sévérité de leurs effets secondaires. Dans ce domaine, des progrès considérables sont réalisés chaque année et les malades savent bien que, de nos jours, traitement anticancéreux n'est pas synonyme de chute des cheveux ni de nausées, mais qu'il peut être compatible avec le maintien d'une activité professionnelle et d'une vie familiale satisfaisantes.

Mais les croyances ont la vie dure. Il m'arrive encore d'entendre, quelquefois de la part de malades dont je m'occupe, que le traitement du cancer serait une sorte d'intoxication généralisée au service des intérêts de l'industrie pharmaceutique, servis par les petites mains médicales. En face de ces pensées préétablies dont on se repaît encore dans certains milieux intellectuels et universitaires, la seule persévérance bienveillante de la relation avec le malade rétablira la vérité : qui l'aide vraiment dans cette période difficile de sa vie ? Qui le soigne ? Qui le guérit ?

Lors, les médecines alternatives sont *douces parce que naturelles.* La nature serait donc douce par essence, ce qui est une absurdité. Les lois de la nature, dans le monde vivant, s'apparentent essentiellement aux lois de la jungle. Le plus fort dévore le plus faible et tout est dit. Sous l'empire des lois naturelles, 50 % des enfants n'atteindraient pas aujourd'hui l'adolescence, comme c'était encore le cas à la fin du Moyen Âge en Occident, ou bien encore une femme sur trois mourrait en accouchant. Sous l'empire des lois naturelles, la douleur ferait partie du quotidien de chaque être humain, les famines et les épidémies constitueraient de permanentes menaces.

Dans la nature à l'état sauvage, la consommation de nombreux végétaux d'apparence comestible peut conduire à la mort. Les plantes si souvent regardées comme dépositaires de « cet état de nature » doux et bienfaisant renferment des substances à activité pharmacologique parfois hautement toxique. La pharmacopée humaine a d'ailleurs été constituée pour l'essentiel, et jusqu'au milieu du XXe siècle, d'extraits de plantes. Certains produits de chimiothérapie proviennent de plantes dont on a découvert le plus souvent par hasard l'activité anticancéreuse.

La douceur de la nature est donc un mythe et une source de confusion pour le malade que l'on conduit abusivement à penser qu'il va guérir à l'aide d'un traitement inoffensif parce que produit par Mère Nature… En réalité, aucune thérapeutique – je me réfère ici à la prise d'un médicament quel qu'il soit – n'est « douce » ou « agressive » en tant que telle ; cette dichotomie manichéenne ne sert qu'à abuser de la fragilité psychologique des malades. Un traitement a un certain degré d'efficacité et de toxicité et sa « douceur » ou son « agressivité » sont la résultante du rapport entre les deux. Une chimiothérapie efficace et parfaitement tolérée peut donner à un malade l'impression que tout se passe comme s'il ne recevait aucun traitement. À l'opposé, la prise d'une simple tisane peut entraîner une hépatite toxique mortelle.

➤ *Les critères d'alerte*

Il ne s'agit pas de rejeter en bloc toutes les médecines alternatives en évoquant les dangers qu'elles sont susceptibles de vous faire courir. Ce serait nier la réalité qui, une fois sur deux, peut vous conduire à vous intéresser à ces méthodes et à recourir à des sources d'information dont certaines sont peu fiables ou, pis, supportent de véritables escroqueries.

Je vous propose ci-dessous quelques *critères de discernement*, comme autant de voyants rouges qui vous alerteront si vous vous préparez à recourir à un traitement alternatif.

1. Il suppose l'arrêt temporaire ou définitif de votre prise en charge cancérologique et par conséquent de votre traitement habituel.

2. Il implique la prise (ou l'injection) d'une ou plusieurs substances dont on ne peut vous fournir la composition exacte.

3. Il contient un ou plusieurs médicaments de chimiothérapie (souvent à faible dose) ou d'immunothérapie (Interleukine, Interféron), ou des hormones, ou des vitamines à haute dose.

4. Il a été obtenu sur un site Internet, commercialisé par une firme le plus souvent étrangère et donc impossible à contrôler.

5. Il est mis en œuvre par une « équipe médicale » (souvent à l'étranger : Suisse, Allemagne, Mexique…) qui ne souhaite pas entrer en contact avec votre cancérologue habituel.

6. Il prétend guérir le cancer mais aussi d'autres maladies graves (sida…).

7. Il ne se positionne pas exclusivement comme un traitement de soutien, mais comme un traitement du cancer en tant que tel.

8. Il est inconnu de votre cancérologue (dont le métier consiste tout de même à savoir prescrire les traitements efficaces).

➤ *Quelques traitements alternatifs*

Mon propos n'est pas ici d'exclure en bloc ou de recommander le recours systématique à des pratiques alternatives. En aucun cas il n'y a lieu de remplacer votre traitement anticancéreux par l'une ou l'autre de ces thérapeutiques. Certaines d'entre elles peuvent jouer un rôle d'appoint pour améliorer la tolérance de votre traitement et le vécu de votre maladie. Il n'en est aucune qui, pour le moment, ait fait la preuve d'un réel effet anticancéreux. Certaines en revanche sont franchement nuisibles et même interdites en France[7].

L'aromathérapie

Cette pratique recourt à des huiles essentielles (lavande, géranium, eucalyptus, jasmin…) fortement concentrées, qui peuvent être inhalées ou appliquées sous forme de massages. Les substances chimiques qu'elles contiennent pourraient être absorbées par la peau et pénétrer ainsi dans le sang et/ou stimuler le système nerveux – et donc les connexions neuro-immunes – par le biais de récepteurs présents sur la muqueuse nasale. Les promoteurs de l'aromathérapie vantent ses mérites dans le traitement de très nombreuses affections, qui vont de la migraine à l'herpès en passant par les troubles circulatoires… et le cancer.

En réalité le mécanisme d'action de ces substances n'a jamais été élucidé et les seuls effets répertoriés à la suite d'études scientifiques sérieuses concernent la tension nerveuse, l'humeur dépressive et la douleur des patients atteints de cancer, encore qu'il n'y ait aucune preuve formelle que l'effet spécifique des huiles essentielles soit supérieur à celui d'un placebo[8,9].

Il n'y a aucune preuve d'un effet anticancéreux éventuel de l'aromathérapie. Vous pouvez recourir à cette pratique exclusivement comme traitement de soutien, avec des risques minimes dans les conditions normales d'utilisation : réactions allergiques, nausées, maux de tête.

Médecine ayurvédique et médecine chinoise

À la fois médecine et système philosophique, l'ayurvédisme est une pratique ancestrale venue d'Inde qui envisage la maladie comme rupture des équilibres individuels et de l'harmonie spirituelle des relations entre l'individu et l'univers. Médecine du « tout » et du « terrain » par excellence, elle recourt à des centaines de plantes mais également à la méditation, au yoga, ainsi qu'à des pratiques plus risquées pour les malades atteints de cancer : saignées, vomissements provoqués, administration de purges intestinales.

En médecine chinoise, parmi les nombreuses plantes utilisées par les praticiens, certaines pourraient avoir un effet anticancéreux dans des études de laboratoire, c'est-à-dire sur des cultures de cellules ou chez l'animal[10], mais aucune étude n'a été réalisée chez l'homme. Qui plus est, certaines combinaisons de plantes pourraient avoir des effets toxiques propres, voire contenir des concentrations élevées de métaux lourds (mercure, arsenic…). Des cas d'empoisonnement (nausées, vomissements, douleurs abdominales, anémie) ont été décrits aux États-Unis, où ces produits sont en vente libre.

Dans l'état actuel des connaissances, il y a trop d'incertitudes et au nom du principe de précaution il est recommandé de ne pas recourir à ces techniques dans le cadre du traitement d'un cancer.

La thérapie par le rire

Cette technique vise à provoquer le rire par tout moyen (livres, films, cassettes audio, sketches), améliorant sans doute l'humeur du malade et provoquant un état de bien-être, peut-être par la production d'endomorphines cérébrales. Une étude sérieuse a montré que cette technique pouvait contribuer efficacement à la lutte contre la douleur[11].

Elle doit sa popularité à l'histoire de Norman Cousins, éditeur d'un grand journal américain au début du XXe siècle, qui relata comment il guérit d'une « maladie chronique » – en réalité jamais vraiment identifiée – à l'aide d'une méthode thérapeutique qu'il avait lui-même inventée, à base de rire et de vitamines…

Point n'est besoin de démontrer scientifiquement que rire fait du bien, mais, à ce jour, aucun effet spécifiquement anticancéreux de cette pratique jubilatoire n'est reconnu.

L'homéopathie

Le débat sur l'homéopathie et son apport éventuel à la thérapeutique médicale est passionnant et complexe car voilà bien une médecine qui ne répond pas aux canons de la médecine scientifique mais dont les promoteurs – fait rare s'agissant des médecines alternatives – n'ont pas répugné, en diverses occasions, à se frotter aux rigueurs de l'évaluation thérapeutique. Pour parler de l'homéopathie, il faut rappeler que la *validité d'un traitement, c'est-à-dire la reconnaissance de son pouvoir thérapeutique,* repose sur deux types d'exigences : d'abord, l'existence d'un *rationnel biologique* ; le médicament a une activité pharmacologique que l'on connaît et qui explique son effet thérapeutique. Alors que, pour beaucoup de médicaments anciens, leur effet biologique n'a été expliqué que longtemps après leur première utilisation empirique, de nombreux médicaments modernes ont été *conçus pour obtenir un effet particulier* (par exemple bloquer, à l'aide d'un anticorps, un récepteur situé à la surface des cellules cancéreuses, récepteur qui déclenche un « signal » spécifique donnant l'ordre à la cellule de se multiplier. C'est le cas de l'Herceptin® utilisé dans le cancer du sein et de l'Erbitux® dans les tumeurs du gros intestin).

Ensuite, l'effet du traitement doit avoir été démontré chez l'homme, soit par comparaison avec le meilleur traitement de la maladie sur laquelle il prétend agir, soit par comparaison avec un *placebo* – substance inerte et sans activité propre, donnée par la bouche ou injectée – s'il n'y a pas de traitement de référence connu. Il faut rappeler que cette condition est aujourd'hui indispensable à l'autorisation de commercialisation de tout nouveau médicament au sein de l'Union européenne et aux États-Unis.

Pour l'homéopathie, on ne dispose pas d'un rationnel biologique indiscutable, il faut bien le dire, malgré les efforts des laboratoires qui produisent les petites pilules au goût sucré. Le leader mondial, Boiron, est du reste français et son P-DG me fait même l'honneur et l'amitié de participer à l'enseignement des sciences humaines et sociales que je coordonne, en première année de médecine, à la faculté Lyon-Sud : que l'on me dise que la médecine officielle est sectaire et intolérante ! Malgré toute l'estime que je porte à Christian Boiron, je n'ai jamais réussi à me convaincre de l'effet biologique de l'homéopathie, qui reposerait selon son inventeur Hahnemann (il y a deux siècles tout de même) sur une haute dilution de substances généralement toxiques, dilution si haute que toute trace mesurable desdites substances disparaît. Il ne subsisterait qu'une sorte de « mémoire » – mémoire de l'eau, peut-être, aurait suggéré le très controversé Jacques Benvéniste, persuadé du bien-fondé de ses expériences contre l'avis de la communauté scientifique internationale – censée jouer un rôle d'antidote ou exercer certains effets tous plus subtils les uns que les autres, dans une dialectique sophistiquée de la dilution : 9 CH, 12 CH… Attention à choisir celle qui convient le mieux à votre « terrain » ! Sur ce plan, j'ai tendance à observer une certaine distance, pour ne pas dire plus, ce d'autant que les produits homéopathiques en vente dans le commerce ne sont pas toujours « purement homéopathiques » et contiennent d'autres substances actives.

En revanche, d'un point de vue tout à fait pragmatique, il faut constater que l'homéopathie a rencontré son public et satisfait les besoins d'un grand nombre de consommateurs, en particulier dans les pathologies à dominante « fonctionnelle » où l'émotivité joue un grand rôle. Pour prendre l'exemple de l'insomnie, je préfère de très loin que l'on passe une bonne nuit avec quelques granules de *Gelsemium* qu'avec un comprimé de Lexomil® ; dans ce cas comme dans d'autres, vive l'homéopathie !

Cette méthode thérapeutique a d'autres aspects sympathiques : d'abord, elle n'est pas toxique, car que je sache on n'a jamais rapporté le moindre effet secondaire grave lié à la prise des fameuses granules ; ensuite, elle n'est pas chère.

Deux caractéristiques qui la distinguent nettement de la plupart des charlataneries dont sont victimes les malades du cancer.

Enfin, les promoteurs de l'homéopathie sont pour beaucoup des gens sérieux qui ont eu le courage de confier à des médecins – et en général, d'ailleurs, des médecins indépendants, ce qui n'est pas toujours le cas avec l'industrie pharmaceutique – l'évaluation de leurs produits et surtout de se positionner *dans le domaine des traitements de soutien et non des traitements du cancer.* Certaines équipes françaises ont publié des résultats intéressants concernant l'utilisation d'une pommade à base de calendula pour prévenir l'inflammation cutanée liée à la radiothérapie du cancer du sein[12] et l'emploi d'un médicament homéopathique, la cocculine, pour prévenir les nausées liées à la chimiothérapie. Dans cette dernière étude, la cocculine s'avérerait supérieure au simple placebo, en complément des traitements antinauséeux classiques, mais je n'ai pu trouver à ce jour que des résultats préliminaires qui restent à confirmer[13].

À titre personnel, je ne décourage pas les malades qui me demandent conseil de prendre un médicament homéopathique pour essayer d'améliorer leur état général, leur stress, leur appétit, ou pour réduire leurs nausées. Mais attention : l'effet éventuellement démontré de la cocculine ou d'une pommade au calendula ne valide pas l'homéopathie tout entière, ni la quantité industrielle de granules diverses et variés que proposent les homéopathes pour soigner tous les petits maux dont vous pourriez souffrir.

La phytothérapie

Je suis en revanche beaucoup plus prudent lorsqu'il s'agit de *phytothérapie,* car avec les plantes nous entrons dans un univers d'une grande complexité, celui de substances parfois très actives, dont les dosages précis ne sont pas connus et les risques d'interactions graves avec les traitements anticancéreux élevés. Je regrette que l'on soit ici en plein dans le mythe de la *douceur naturelle,* car il n'en est rien. De nombreuses plantes d'origines diverses sont aujourd'hui produites sans le moindre souci de rigueur, en dehors des normes drastiques qui s'appliquent normalement au circuit du médicament et commercialisées dans des conditions plus que douteuses par des marchands sans scrupule (Internet est idéal pour cela : absence de traçabilité, anonymat, impunité). Que ces plantes proviennent de pharmacopées traditionnelles extrême-orientales, dépositaires comme on le dit si légèrement d'une « sagesse millénaire », ne réduit en aucun cas le risque potentiel qu'elles font courir à l'utilisateur auquel on les recommande le plus souvent comme des traitements d'accompagnement.

Il n'est pas exclu que certaines plantes préconisées par des phytothérapeutes et autres naturopathes puissent avoir une activité anticancéreuse. C'est probablement, d'ailleurs, le cas du thé vert dont je parlerai plus loin. Des programmes de recherche internationaux, en Europe et aux États-Unis, visent à déterminer quelles substances, parmi l'abondance luxuriante de ce qui est proposé par les médecines traditionnelles, pourraient un jour conduire à la mise au point d'un médicament anticancéreux utilisable chez l'homme. Cela prend des années et conduit à rejeter 99 % des molécules étudiées, mais au moins finit-on par avoir la garantie d'une efficacité démontrée et d'une tolérance acceptable.

Dans l'état actuel des connaissances, aucune plante, aucun extrait végétal, aucune mixture ou essence qui pourrait vous être proposé comme agent anticancéreux, ou comme susceptible de « renforcer » l'efficacité de votre chimiothérapie, ou même comme « reconstituant » ou encore « stimulant de l'immunité », n'a le moindre effet démontré ;

et encore, disant cela, commets-je une erreur, car des effets toxiques et même des interactions néfastes avec la chimiothérapie sont toujours possibles. De telles interactions n'ont jamais été étudiées car ceux qui font commerce de plantes et les présentent comme inoffensives ont le souci de la préservation de leur fonds de commerce…

Il m'a été donné de parcourir en 2006 dans un magazine de santé[14], un dossier consacré au cancer, intitulé « Du nouveau qui marche ! ». Dossier en apparence sérieux, écrit en collaboration avec des consultants cancérologues et qui présente de façon correcte les avancées récentes de la thérapeutique. Et pourtant, de façon stupéfiante, sous prétexte que « les patients […] revendiquent le droit de savoir tout ce qui existe pour les aider », sont présentés comme des « traitements d'accompagnement » des extraits de plantes exotiques censés réduire les nausées ou protéger les cellules du sang. On parle aussi de l'« action protectrice du sérocytol » donné en suppositoires (!) et même des peroxydases synthétiques du Dr Solomidès – à ma connaissance, comme je l'indiquerai plus loin, les produits Solomidès sont interdits en France depuis 1985. Et même, indique-t-on, « de façon plus confidentielle, des médecins prescrivent des plantes du Brésil, d'Amazonie, de Madagascar… interdites en France. Elles auraient la faculté de potentialiser les traitements classiques en provoquant la mort des cellules cancéreuses ».

Cette stratégie de communication est dévastatrice : présenter en parallèle des traitements éprouvés et des substances qui, jusqu'à preuve du contraire, sont des poudres de perlimpinpin ; faire croire aux malades du cancer que la médecine cautionne ces pratiques ; leur faire croire que des médecins « avertis » – des *happy few* – peuvent proposer à certains d'entre eux, hors les circuits classiques, des produits miracles ; ressusciter, sous prétexte de médecine moderne, les pires escroqueries du passé ; et tout cela au nom du souci de l'individu, de la prise en charge globale du corps, du droit du malade à investir son propre traitement et par là même son avenir. À mon sens, c'est plus qu'irresponsable !

Et, comme toujours, pour accompagner les traitements exotiques les plus farfelus, l'éternel *régime* qui va rééquilibrer les énergies en vous. Là encore, ayons le courage de rappeler qu'en dehors des recommandations diététiques adaptées aux malades du cancer – que j'ai citées au chapitre consacré au *soin du corps* – aucun régime visant à modifier en profondeur vos habitudes alimentaires n'est souhaitable. Les « méthode Kousmine » et autres avatars pour naturopathes et patients surdoués n'ont jamais fait la preuve du moindre effet positif.

L'ostéopathie et les manipulations manuelles

Il me semble important de distinguer ici deux situations très différentes : les traitements de médecine générale et la cancérologie. En médecine générale, l'ostéopathie prétend réduire, par des manipulations douces et non traumatiques, certains blocages articulaires notamment vertébraux, à l'origine de douleurs diverses. Au-delà, les ostéopathes affirment que le fait de rééquilibrer la dynamique osseuse et musculaire rend au corps un fonctionnement plus harmonieux. C'est la raison pour laquelle ils prêtent à leur technique le pouvoir de soigner de nombreuses maladies non ostéo-articulaires, comme les infections, le stress, les états inflammatoires chroniques…

Je ne dispose d'aucune donnée permettant de penser que l'ostéopathie ait un effet thérapeutique en dehors de la sphère de compétence qui est la sienne, à savoir les os, les muscles et les articulations. Dans cette sphère, un ostéopathe compétent – et l'on peut dire qu'aujourd'hui les instituts de formation en ostéopathie sont, pour beaucoup d'entre eux, sérieux – rend habituellement de grands services. Je connais d'ailleurs des collègues médecins qui font régulièrement appel à cette méthode qui peut résoudre en quelques séances des problèmes sur lesquels les anti-inflammatoires et autres antalgiques ont une efficacité limitée. Cependant, dès lors que l'on manipule par exemple des vertèbres, il est indispensable d'avoir fait au préalable un *diagnostic médical* car, sur un os malade ou une articulation fragilisée, les conséquences peuvent être graves. À titre personnel, je préfère toujours m'adresser à un médecin ostéopathe pour des raisons évidentes de sécurité.

Dans le *contexte cancérologique,* le problème est tout autre : une manipulation aura pour motivation principale, le plus souvent, une douleur ; or une douleur – même en apparence banale – peut être la manifestation d'une lésion osscuse ; manipuler l'os – ou l'articulation – devient alors dangereux et peut aboutir à une fracture, à un tassement vertébral comprimant la moelle épinière, d'où un risque de paralysie des membres. Je vous recommande donc de ne jamais vous faire manipuler, de principe, du moins avant que votre cancérologue ne soit absolument sûr que votre problème ostéo-articulaire n'a aucune cause cancérologique. Et surtout, fuyez tous les rebouteux et autres chiropracteurs qui s'apprêteraient à exercer sur vous leurs talents sans se soucier des risques propres liés à votre maladie cancéreuse.

Les guérisseurs et les magnétiseurs

Certains individus sont de notoriété publique dans leur quartier, leur village, leur région supposés détenir un don, un pouvoir : celui de soulager, voire de guérir. Nous sommes ici dans un fait sociologique de nature religieuse ou mystique, qui ne peut avoir d'explication rationnelle. Le seul fait de prétendre lui en attribuer une discrédite immédiatement le rationaliste sectaire qui s'y hasarde et se heurte aux résistances les plus farouches[15].

Certains d'entre vous connaissent peut-être le pouvoir des « conjurateurs de brûlures » (on remarquera la connotation exorcistique) que l'on rencontre dans les villages de la France rurale. J'ai personnellement recueilli de nombreux témoignages de bonne foi de personnes victimes de brûlures dont les douleurs ont miraculeusement cessé après qu'un de ces guérisseurs a simplement promené sa main au-dessus de la peau lésée, en prononçant quelquefois des prières.

Je crois personnellement au pouvoir de la suggestion, c'est-à-dire de la volonté sur le corps. Dans certaines circonstances liées au bien-être, à l'apaisement, au plaisir, notre organisme est capable de produire naturellement des substances réduisant la douleur que l'on appelle *endomorphines*. Si vous y ajoutez une élémentaire *psychothérapie par le toucher* et, éventuellement un peu de ferveur mystique, vous pouvez aisément concevoir que la relation humaine, médiée par le toucher, joue le rôle d'un excellent *placebo*. Ayant dit cela, je remarquerai en outre que personne à ce jour, parmi les scientifiques, n'a été capable de proposer une description valable de l'*effet placebo,* ni d'en décrire les mécanismes alors que cet effet est considéré comme réel et thérapeutique par la médecine académique !

En l'absence d'une quelconque étude scientifique, d'ailleurs bien difficile à mener sur ce thème, je suis à peu près convaincu que l'action du guérisseur ou du magnétiseur peut s'avérer positive sur certains symptômes ; mais je conteste qu'elle procède d'un don, d'une faveur divine, d'une magie quelle qu'elle soit. Ou bien alors, s'il s'agit de magie, celle-ci est à la portée de nous tous. Lorsque mes enfants se plaignent de leur ventre, ce qui arrive à tous les enfants et à tous les parents, je leur demande de s'allonger tranquillement sur le canapé et place ma main sur leur ventre en disant pour rire que leur papa a des pouvoirs magiques. Il n'empêche : au bout de quelques minutes, quelques « gargouillis » surviennent, le spasme est levé et ils ont retrouvé le sourire. Papa est donc professeur de médecine et guérisseur patenté. Relaxation, suggestion, chaleur humaine, confiance... ce qui manque parfois à notre médecine et que proposent les guérisseurs.

Alors, pourquoi ne pas en profiter ? C'est possible, de mon point de vue, dès lors que le traitement médical de votre cancer n'est pas remis en cause, que votre compte en banque n'est pas menacé et qu'il ne s'agit pas d'absorber telle ou telle mixture, décoction ou médicament acheté sous le manteau.

Pour le reste, un soulagement gratuit et sans risque est toujours bon à prendre, à condition que nul ne soit autorisé à vous leurrer, en prétendant traiter efficacement votre maladie et non pas seulement vos symptômes.

L'hypnose

L'hypnose, dit-on savamment, vise à produire un *état de conscience modifié,* basé sur la relaxation et la confiance placée en la personne de l'hypnotiseur. C'est une technique (en réalité il en existe plusieurs) tout à fait sérieuse enseignée en France de façon officielle, dont on ne connaît pas bien l'impact sur la conscience. Il semblerait qu'elle permette au malade d'avoir accès de façon sélective à des émotions ou à des souvenirs douloureux dans le but d'en atténuer l'influence dans la vie réelle. C'est aujourd'hui une méthode psychothérapique dont l'efficacité est admise, bien que débattue et diverses études scientifiquement validées démontrent ses effets dans le traitement du stress, de l'hypertension artérielle et de la douleur. Elle pourrait jouer un rôle positif dans le contrôle de certaines nausées liées à la chimiothérapie, en particulier celles qui surviennent avant même que l'on commence la perfusion, que l'on appelle *anticipées* et qui relèvent d'une forme d'apprentissage, de réflexe conditionné[16].

Parmi les ardents promoteurs de cette technique, certains avancent un effet bénéfique sur le système immunitaire, cependant jamais démontré. Aucun effet antitumoral n'est à attendre de cette thérapeutique, en tout cas dans l'état actuel des connaissances.

L'imagerie guidée

Cette méthode a été popularisée, dans les années 1970, par Carl Simonton, cancérologue radiothérapeute et son épouse Stéphanie, psychothérapeute. Leurs écrits initiaux se rapportent à des observations mettant en évidence, selon eux, le pouvoir du malade de prolonger sa vie par sa seule volonté. Il s'agit d'observations simples – et non d'études scientifiques –, pour autant assez convaincantes. Elles correspondent bien à ce que tous les cancérologues ont au moins une fois observé, notamment lorsque le malade obéit à une motivation supérieure (par exemple le mariage d'un enfant que l'on veut absolument voir se réaliser, ou telle autre échéance dont la portée symbolique ou affective est forte). Partant de là, ils ont élaboré une méthode de relaxation au cours de laquelle le malade « imagine » sa tumeur et ses cellules immunitaires luttant contre les cellules cancéreuses.

À ce jour, cette méthode n'a aucun effet anticancéreux démontré. En revanche, elle peut contribuer à soulager divers symptômes, tels que l'anxiété et les nausées liées à la chimiothérapie[17].

La multithérapie Di Bella (MDB)

Avec cette méthode nous entrons dans le cas particulier des *mixtures* de médicaments reconnus, le plus souvent à faibles doses, pouvant même inclure certains produits de chimiothérapie. Il s'agit d'un traitement inventé dans les années 1970 par un physiologiste italien à la retraite, le professeur Luigi Di Bella, à partir de l'idée que certaines hormones naturellement fabriquées par l'organisme – comme la prolactine et l'hormone de croissance – peuvent stimuler la croissance de certaines tumeurs. Di Bella a donc mélangé des médicaments bloquant ces hormones (la somatostatine et la bromocriptine, commercialisés dans le traitement d'autres maladies) avec des vitamines, de la mélatonine (un antioxydant) et parfois des agents de chimiothérapie, dans des proportions variables censées être adaptées à chaque type de tumeur et aux résultats des analyses sanguines.

Comme beaucoup de grands génies, Di Bella s'estima d'emblée dispensé des longues et douloureuses années d'expérimentation qui sont nécessaires à la validation d'un « nouveau » traitement, tout comme il s'estima au-dessus de toutes les critiques émanant des médecins de son pays. Il prétendit, avec un large soutien émanant des médias, avoir soigné et guéri des milliers de malades. Certaines affaires retentissantes – notamment le refus des autorités sanitaires italiennes de financer le traitement par MDB d'un enfant de 2 ans atteint d'une tumeur cérébrale –, portées devant les tribunaux et abondamment citées à la télévision et dans la presse, contribuèrent à la popularité de Di Bella, au point que, sous la pression médiatique et populaire, le ministère de la Santé italien finança une étude clinique, à laquelle cependant nombre de cancérologues refusèrent de participer, pour des raisons éthiques. Trois cent quatre-vingt-quinze patients dans vingt-six hôpitaux reçurent la MDB pour des tumeurs avancées ; trois patients (moins de 1 %) en retirèrent bénéfice (régression partielle du cancer), 25 % moururent durant le traitement et 50 % s'aggravèrent[18].

Les autorités italiennes mirent alors fin à ce programme expérimental manifestement sans intérêt. Parallèlement, des données concernant les patients suivis par Di Bella et considérés par lui comme ayant eu d'« excellents résultats » furent publiées par une équipe indépendante, qui démontra qu'en réalité ces patients n'avaient pas eu d'amélioration significative et au contraire semblaient aller moins bien que des patients comparables traités à la même époque de façon classique[19].

Depuis ces résultats décevants, le soufflé Di Bella est retombé et avec lui les espoirs inconsidérés qu'il a soulevés chez des milliers de malades. Néanmoins, des variantes de cette méthode existent aujourd'hui encore, probablement au Mexique et en Suisse. Bien que je n'aie pas réussi à en avoir la preuve formelle, j'ai été plusieurs fois amené à m'occuper de malades qui de façon évidente y avaient eu recours, à prix d'or et sans aucun effet évidemment.

Dans le cas de Di Bella, il est intéressant d'observer que les médicaments utilisés ne sont pas des panacées exotiques mais des médicaments bien connus dont l'usage est simplement détourné sur la base d'un rationnel biologique douteux. Par ailleurs, le mélange de ces médicaments correspond à l'intuition bien naïve qu'on obtiendra un effet de synergie et c'est probablement à ce niveau – outre le refus d'évaluation et le recours permanent aux médias – que l'on entre dans le domaine du charlatanisme, fût-il promu par un professeur d'université.

Il faut d'ailleurs souligner que l'un des produits utilisés, la somatostatine, possède un effet « freinateur » sur certaines tumeurs rares dites « neuroendocrines », effet bien étudié et connu des cancérologues qui prescrivent ce médicament chez certains patients. Cet effet néanmoins n'est pas lié au blocage de l'hormone de croissance, comme le pensait Di Bella.

Le 714 – X ou sérum de Naessens

Ce composé chimique dont le petit nom est triméthyl-bicyclonitramineoheptane chloride est aujourd'hui disponible dans certains pays de l'Europe de l'Ouest, au Canada et au Mexique. Il est vendu comme traitement du cancer et du sida.

Son inventeur est le Français Gaston Naessens, un scientifique qui, dans les années 1950, mit au point une variété particulière de microscope – qu'il appela *somato-scope* – grâce auquel il affirma avoir identifié dans le sang circulant de personnes atteintes de maladies graves – cancer essentiellement – de minuscules particules : les somatides, qui selon lui étaient responsables du développement de ces maladies. Avec le 714 – X, il affirma avoir trouvé une substance capable d'inhiber ou de détruire les somatides et de restaurer la capacité du système immunitaire à détruire les cellules cancéreuses. Ce produit peut-être injecté – notamment dans des ganglions lymphatiques –, parfois inhalé à l'aide d'un nébuliseur.

Il n'y a, à ce jour, pas la moindre preuve que ce traitement puisse avoir une activité thérapeutique ; aucune étude n'a été publiée dans un journal se conformant aux règles méthodologiques et déontologiques habituelles en matière de science et de santé. Gaston Naessens a été condamné pour exercice illégal de la médecine en 1956. Il a émigré pour le Canada en 1963, où il a continué à développer et à commercialiser son médicament. Il fut également inquiété par la justice canadienne dans les années 1980 et ne dut son salut qu'au soutien de nombreux malades affirmant que le 714 – X leur avait été bénéfique.

Il est possible aujourd'hui de se procurer du 714 – X au Canada avec la bénédiction des autorités sanitaires, dans le cadre d'un programme compassionnel et uniquement sur demande d'un médecin. Cependant, ces mêmes autorités canadiennes ont exigé de la firme CERBE, qui commercialise ce produit, le retrait de toute publicité sur son site Internet. Aux États-Unis, l'utilisation du 714 – X est illégale et il en est de même en France.

Ceux qui commercialisent le 714 – X prétendent que ce produit est peu toxique, mais aucune étude sérieuse n'est disponible pour en attester. Les interactions possibles avec la chimiothérapie ne sont pas connues bien que l'utilisation concomitante du sérum de Naessens et de la chimiothérapie ne soit pas déconseillée par l'inventeur. Il n'est pas exclu que certains « thérapeutes » utilisant aujourd'hui le 714 – X de façon illégale puissent vous conseiller d'interrompre votre traitement anticancéreux habituel. Il faut dire et redire que cette attitude est purement et simplement criminelle[20].

Les oméga 3

Les oméga 3 dérivés des huiles de poisson concentrées – principalement DHA ou acide docosahexaénoique et EPA ou acide eicosaentaénoique – ont connu un extraordinaire engouement à la suite de la publication du livre de David Servan-Schreiber intitulé *Guérir le stress, l'anxiété, la dépression, sans médicament ni psychanalyse*[21] – dans lequel l'auteur s'emploie à démontrer leur effet antidépresseur naturel, ces substances jouant un rôle important dans l'architecture des cellules cérébrales. Il n'est pas de mon propos, ni de ma compétence, de discuter ici de ces questions, mais pour avoir parcouru l'abondante bibliographie citée par l'auteur, j'y ai trouvé des études sérieuses et pour ainsi dire assez convaincantes. Par ailleurs, les oméga 3 ont un rôle protecteur assez bien établi sur le système cardio-vasculaire et ils existent même sous la forme d'un authentique médicament – le Maxepa® – utilisé dans le traitement des excès de triglycérides dans le sang. En revanche, ils peuvent avoir certains inconvénients : troubles digestifs, mauvais goût (poisson), augmentation du cholestérol, diminution de la capacité de coagulation du sang (c'est pourquoi il ne faut pas les utiliser en même temps qu'un traitement anticoagulant ou à base d'aspirine), rares allergies.

Il faut également s'assurer, lorsque l'on absorbe des compléments alimentaires à base d'oméga 3, que ceux-ci ont été produits à partir de petits poissons (maquereaux, sardines), moins susceptibles que les gros (comme le saumon) de contenir des taux élevés de métaux lourds, dioxine et PCB.

Il est possible, et même probable, que les oméga 3 aient un effet freinateur sur la croissance des cellules tumorales. Des études menées chez l'animal vont tout à fait dans ce sens. Une alimentation riche en oméga 3 pourrait avoir un effet favorable en termes de réduction du risque de cancer (cancer du sein, de la prostate et du côlon notamment), mais cela reste très difficile à démontrer de façon formelle tant les facteurs de risque de cancer sont multiples et difficiles à différencier les uns des autres lorsque l'on étudie des populations nombreuses[22,23].

Il n'y a pas à ce jour d'effet démontré des oméga 3 *en tant que traitement du cancer,* bien qu'une étude menée chez des patients présentant des cancers très graves retrouve une amélioration de la survie chez ceux qui ont pris de telles substances[24]. Certains travaux menés *in vitro* semblent montrer que les oméga 3 accentuent les effets antitumoraux de la radiothérapie mais cela reste à démontrer chez l'homme par des études cliniques.

En conclusion, que puis-je répondre à la question : « Y a-t-il un intérêt à prendre des oméga 3 lorsque l'on est malade du cancer ? » En réalité, il n'y a, pour le moment, aucune réponse officielle à cette question. Je ferai volontiers une réponse personnelle plutôt positive compte tenu des risques qui paraissent faibles et du bénéfice possible. L'approbation de votre médecin est bien entendu absolument requise.

Les vitamines antioxydantes

La vie s'accompagne en permanence, au niveau cellulaire, de ce que les biologistes appellent un « stress oxydatif », c'est-à-dire une somme d'agressions que subissent les cellules de notre organisme dans le fonctionnement normal de celui-ci et en relation avec l'environnement. Il est admis que l'oxydation cellulaire joue un rôle dans le processus de vieillissement et, de façon plus spécifique, dans l'apparition de cellules cancéreuses.

De nombreux travaux fondamentaux suggèrent que les vitamines et minéraux antioxydants pourraient avoir un effet préventif, ce d'autant que l'épidémiologie nous enseigne qu'on observe moins de cancers chez les individus qui ont un apport alimentaire suffisant en antioxydants. D'où la notion d'« apports journaliers recommandés » (AJR) en vitamines et minéraux qui correspond essentiellement à une consommation importante et régulière de fruits et légumes frais.

La tentation est grande cependant d'obtenir un effet antioxydant majeur en utilisant des doses plus fortes de certaines vitamines. Cela a été testé avec une substance appelée bêta-carotène, chez des individus à haut risque de cancer pulmonaire (essentiellement des grands fumeurs), dans le cadre d'une étude où la prise régulière de bêta-carotène a été comparée à celle d'un simple *placebo.* Contre toute attente, au lieu d'obtenir une réduction du nombre des cancers bronchiques au fil des années, les chercheurs ont observé une proportion significativement plus importante de ces cancers chez les sujets qui prenaient le bêta-carotène. Autant dire que l'on n'a pas fini de comprendre le mécanisme d'action de ces substances. Aujourd'hui, l'opinion qui prévaut parmi les spécialistes de la question est qu'il vaut probablement mieux ne pas dépasser la dose correspondant aux AJR, s'agissant des substances antioxydantes. C'est d'ailleurs ce que proposent les préparations vitaminiques disponibles dans le commerce.

L'étude française SUVIMAX (supplémentation en vitamines et minéraux antioxydants) a étudié une population de sujets « sains » dont la moitié a pris des comprimés contenant de petites doses de vitamine C, vitamine E, zinc, sélénium et bêta-carotène et l'autre moitié un *placebo.* Avec plusieurs années de recul, il apparaît que la supplémentation réduit le nombre de cancers (par rapport au placebo), mais que ce bénéfice semble réservé aux hommes. Parmi les interprétations possibles de cette « inégalité », certains avancent que les femmes ont en général une alimentation de base plus riche en antioxydants que les hommes, la supplémentation ne venant en quelque sorte que « corriger » ce déficit[25].

La prise régulière de préparations (gélules, comprimés...) contenant des vitamines et minéraux antioxydants, à condition que les doses soient correctes, peut produire un bénéfice en matière de risque de cancer et de maladies cardio-vasculaires, bénéfice encore aujourd'hui débattu dans la communauté médicale. En tout état de cause, il ne semble pas y avoir de maléfice possible.

En revanche, si vous recevez actuellement un traitement anticancéreux, je vous déconseille formellement toute supplémentation antioxydante. En effet, la plupart des traitements agissent par le biais d'un stress oxydatif sur les cellules tumorales, stress qui doit être ici recherché et non combattu. Par conséquent, le principe de précaution commande de ne prendre aucune préparation vitaminique du commerce, même à visée « reconstituante ». En revanche, une fois le traitement terminé, lors de la convalescence puis de la surveillance, je ne vois pas de contre-indication à la prise d'antioxydants.

Le thé vert

La consommation régulière de thé et particulièrement de thé vert est associée à une diminution significative du risque de cancer, à condition d'en absorber suffisamment (au moins trois grandes tasses chaque jour). C'est ce que démontrent les études épidémiologiques qui relient la fréquence du cancer et les habitudes alimentaires. Encore faut-il démontrer que la consommation de thé vert est *directement la cause* de cet état de fait. Or il se trouve que cette boisson contient des *catéchines*, substances dont on a démontré *in vitro* l'activité anticancéreuse (ces substances agissent comme des anti-inflammatoires et s'opposent au développement des vaisseaux tumoraux). Il se pourrait donc que le thé vert ait un effet anticancéreux.

Cet espoir a conduit nos collègues américains à réaliser une étude de l'effet thérapeutique d'un extrait concentré de thé vert donné à des malades du cancer qui avaient par ailleurs reçu tous les traitements efficaces. Cette petite étude n'a retrouvé que quelques « stabilisations » tumorales – dont certaines ont cependant duré plus de six mois –, ce qui ne permet pas d'affirmer de façon claire que le thé vert possède une réelle activité anticancéreuse sur des tumeurs évoluées. Cela ne signifie pas non plus cependant que le thé vert soit sans effet, car il s'agissait de malades particulièrement affaiblis[26]. Malgré tout, il semble que si le thé vert a réellement un impact, celui-ci est sans doute plus « préventif » que « thérapeutique ».

Boire régulièrement du thé est sans inconvénient (hormis à très forte dose – comme c'est le cas avec certains extraits hyperconcentrés –, avec le risque de favoriser une hypertension artérielle) et permet une bonne hydratation de l'organisme. Il n'y a sans doute aucun risque à redouter vis-à-vis des traitements anticancéreux. Si un bénéfice est possible pourquoi ne pas en profiter ?

Les produits « Beljanski » et « Solomidès »

Beljanski et Solomidès sont tous deux censés représenter ces révolutionnaires qui, de tout temps, ont fait évoluer la science et la médecine *de l'intérieur*, souvent en sapant les fondements du savoir officiel et des institutions qui les faisaient vivre. Ainsi André Vésale, médecin et anatomiste flamand du XVIe siècle ; bien que professeur d'anatomie dans les plus prestigieuses universités, il osa s'élever contre les descriptions ancestrales de Galien qui, pourtant, avaient valeur de dogme et se fier à ses propres observations plutôt qu'aux vieux livres et à la parole de ses maîtres. Son immense prestige ne le protégea pas contre les cabales orchestrées par l'Église, on l'accusa d'avoir disséqué un individu vivant et, condamné à effectuer un pèlerinage à Jérusalem, il mourut en route. Ainsi, Michel Servet, un des découvreurs de la circulation sanguine, qui finit sur le bûcher. Ainsi, Galilée, fondateur de l'astronomie scientifique avec Kepler et Copernic, qui subit l'humiliation d'un procès public et dut affirmer que la Terre est plate pour sauver sa tête. Il ne s'agit que d'exemples et la liste est longue… Ces grands personnages durent à leur génie – incontestable – tout autant qu'à leur martyre – bien réel – et à une indéfectible fidélité à l'idéal de vérité, une postérité universelle. Ils surent, au moment opportun, profiter de leur situation *à l'intérieur du système* (intellectuel, universitaire), pour y imposer des idées susceptibles de le conduire à sa perte.

Lorsque l'on parcourt l'interminable littérature et les nombreux sites Internet consacrés à Beljanski et Solomidès, on serait tenté de voir en eux des personnages de cette trempe.

Solomidès, médecin et bactériologiste, et Beljanski, biologiste, accomplissent à peu près à la même époque, entre les années 1950 et 1970, une honnête carrière scientifique, dont une partie se déroule au CNRS (Centre national de la recherche scientifique) et à l'Institut Pasteur. Ils publient des travaux intéressants dans différents journaux nationaux et internationaux de bon niveau, travaux tout à fait fondamentaux en génétique, bactériologie et virologie. Cette liste de publications, aujourd'hui encore, sert d'alibi pour légitimer, aux yeux de leurs partisans, les activités ultérieures de ces deux hommes. Ces deux chercheurs sont des rats de laboratoire que rien ne prédisposait *a priori* à entrer en contact avec des malades. Pourtant, un dérapage va se produire lorsqu'au milieu de leur carrière ils croient avoir réalisé des découvertes majeures concernant la biologie de la cellule cancéreuse et entrevoir la possibilité d'un traitement infaillible. Pour Solomidès, il s'agit de détruire les cellules tumorales en les oxydant au niveau de leur membrane, à l'aide de substances qu'il nomme *peroxydases synthétiques* ou *physiatrons.* Pour Beljanski, la constatation de différences entre la structure de l'ADN normal et de l'ADN tumoral conduit à la mise au point de substances censées améliorer l'effet des traitements anticancéreux tout en diminuant les toxicités de la chimiothérapie et de la radiothérapie.

Il faut se rendre compte, aujourd'hui, que la thérapeutique en cancérologie est à l'époque extrêmement pauvre ; en dehors de la chirurgie – qui mutile – et de la radiothérapie – toxique, car la maîtrise des doses est approximative –, il n'y a presque rien ; la chimiothérapie en est à ses balbutiements et va du reste acquérir l'image d'un traitement épuisant et toxique qu'elle véhicule encore. La tentation est donc grande de « tout essayer », même des produits dont l'efficacité n'a été montrée ni chez l'animal ni chez l'homme et dont la mise au point repose sur des travaux biologiques simplistes au regard de ce que nous savons de la complexité de la maladie cancéreuse. Les médecins chercheurs le savent : il faut faire preuve de patience et d'humilité, faire confiance à l'outil scientifique et à l'expérimentation. Mais Beljanski et Solomidès ont soif de gloire et sont convaincus qu'ils parviendront à guérir le cancer là où tous les autres échouent.

Sans la moindre précaution, ils commencent à produire et à diffuser leurs substances qu'utiliseront des milliers, des dizaines de milliers de malades à la recherche d'un espoir fou, celui de survivre. C'est là que, logiquement, ils se heurtent au scepticisme de leurs collègues biologistes, des médecins qui soignent les malades dans les centres de lutte contre le cancer et finalement de la justice qui les condamne pour exercice illégal de la médecine à différentes reprises. Qu'à cela ne tienne, ils s'engageront désormais dans une croisade quasi messianique contre le système médico-scientifique accusé de collusion d'intérêts avec l'industrie pharmaceutique, dans le cadre d'une sorte de complot visant à bloquer tout progrès dans la lutte contre le cancer pour préserver des intérêts financiers.

Et pourtant, la double saga médiatico-judiciaire Beljanski-Solomidès va durer plus de vingt ans. Nos deux génies s'estiment persécutés, soutenus en cela par leurs nombreux partisans, dont des malades qui affirment avoir été guéris grâce à leurs produits. En réalité, l'examen attentif des cas de guérison ou d'amélioration rapportés révèle que certaines tumeurs étaient bénignes et que la plupart des cas authentiques de cancer avaient également bénéficié d'un traitement classique.

En 1985, une expertise diligentée par le ministère de la Santé démontre que les ampoules de peroxydases Solomidès ne sont pas homogènes en produit « actif » et contiennent parfois des corps toxiques ou des bactéries. Ces substances deviennent alors illicites, tout comme les produits Beljanski.

Faute d'avoir su convaincre, Beljanski et Solomidès vont entrer au panthéon de la médecine holistique. Solomidès meurt en mai 1979, semble-t-il des suites d'une pneumonie. Beljanski, lui, va mourir d'une leucémie…

Dans le domaine scientifique, bien peu de choses résistent au temps ; en tout cas, pas les théories biologiques de Beljanski et Solomidès qui sont aujourd'hui à la biologie moléculaire ce que la locomotive à vapeur est au TGV… Pas plus leurs substances dont l'efficacité n'a jamais été prouvée, ce qui est tout de même mauvais signe dans la mesure où elles existent depuis près de cinquante ans. Pourtant, on peut encore très facilement – mais illégalement – s'en procurer aujourd'hui !

Qu'il y ait encore aujourd'hui un enthousiasme vis-à-vis de ces produits et des partisans d'autant plus motivés qu'il peut y avoir à la clé de juteux profits, je le comprends ; qu'il y ait chez certains malades un besoin de croire à leur efficacité, c'est une évidence. Mais il y a des risques : celui de négliger les traitements classiques au profit de ces substances, celui aussi de les associer, car des interactions néfastes sont toujours possibles.

Non, décidément, Solomidès n'est pas Vésale et Beljanski n'est pas Galilée. Leurs conceptions n'auront pas révolutionné le monde de la science dont leurs partisans se réclament tout en le haïssant, mais elles continuent à alimenter un univers où les vieilles lanternes peuvent encore produire de tristes illusions.

Plaidoyer pour une approche globale de la médecine

Je crois avoir, tout au long de ce chapitre, présenté de la façon la plus claire possible les données dont je dispose au sujet des traitements alternatifs du cancer. Pourtant nombre de mes conclusions doivent vous paraître décevantes. D'un côté, si j'adopte le raisonnement scientifique comme base d'une certaine vérité médicale, alors l'honnêteté me pousse à l'intransigeance. D'un autre côté, cette intransigeance fait le lit de pratiques souvent peu recommandables auxquelles nos malades ont régulièrement recours, faute de trouver dans la médecine « officielle » ce qu'ils recherchent.

À moins d'ignorer ce fait et d'accepter les tragédies qui sont les conséquences de l'incurie absolue de certains charlatans, il faut ouvrir nos services à une approche plus globale de la médecine.

Au risque de choquer, je dois avouer que je rêve parfois d'un service de cancérologie ouvert à une approche anthropologique, culturelle, ethno-psychologique, spirituelle... Ouvert à tous ceux qui pourraient valablement apporter leur pierre à l'édifice, fussent-ils « magnétiseurs » – j'ose le dire –, homéopathes, acupuncteurs, pourquoi pas ? À condition d'opérer une synthèse des différentes pratiques, de prohiber immédiatement toute méthode comportant le moindre risque pour les malades et surtout d'évaluer les apports spécifiques de chacune d'entre elles, selon une méthodologie scientifique rigoureuse.

Cela serait aussi et surtout l'occasion d'échanges avec les malades, de conférences, d'activités à caractère culturel. Je rêve d'un service qui soignerait les corps, les âmes et consacrerait la victoire de l'intelligence sur la maladie.

Qu'on ne s'y trompe pas : je ne crois pas que cela soit de nature à améliorer les performances des traitements anticancéreux. En revanche, cette approche humaniste fournirait aux malades davantage de réponses personnalisées à leur quête existentielle. Elle contribuerait à une démythification de la maladie et des traitements, éviterait les dérives vers des marchés parallèles et vers les escrocs qui les alimentent.

Cela ne signifie pas que nous autres soignants ne fassions pas de notre mieux pour intégrer ces différentes approches, dans la mesure du temps et des moyens limités dont nous disposons. Mais, dans un contexte bien particulier qui est celui du système de soins, par nature centré sur ses compétences propres, nécessairement limité par des contraintes économiques et réglementaires, notre marge de manœuvre est étroite.

Elle l'est beaucoup moins en revanche dans le domaine de la formation des jeunes médecins. Depuis quinze ans, le programme de première année du premier cycle des études médicales comporte un module de sciences humaines et sociales, dont le coefficient au concours d'accès en deuxième année est le plus élevé (20 % de la note globale) de toutes les disciplines enseignées. Aujourd'hui, on ne sélectionne plus les étudiants en médecine sur les mathématiques ou la chimie, comme on le dit souvent à tort, mais sur l'épistémologie, l'anthropologie, l'histoire des sciences, la bioéthique… C'est un premier pas dans la sensibilisation des futurs médecins au contexte individuel et social, chaque jour plus complexe, de l'exercice de leur profession.

Mais, si l'on considère le quotidien des structures de soins, j'avoue n'avoir trouvé à ce jour aucune réponse probante, aucun moyen d'éviter que l'absence d'un cadre réglementaire bien délimité ne fournisse matière à toutes sortes de dérives vers l'ésotérisme le plus échevelé.

Cependant, pour lors, rien n'interdit de rêver.

CHAPITRE 6

Apprenez à espérer

Dans la première partie de ce livre, je me suis attaché à vous permettre de trouver en vous-même les ressources de l'espoir. Cette force, cette conviction intime, doit à mon sens précéder toute autre forme de persuasion extérieure, « rationnelle », sans quoi toute réassurance vous paraîtrait factice.

Pour autant, il convient maintenant que vous preniez conscience qu'il y a des raisons *objectives* de croire à votre guérison. Ces raisons tiennent aux progrès thérapeutiques aujourd'hui *accessibles*, car nous avons la chance de vivre dans un pays dont le niveau médico-scientifique, la qualité du système de soins et celle de la protection sociale le placent dans les tout premiers pays au monde à faire bénéficier leurs habitants des avancées thérapeutiques les plus récentes. Qui plus est, grâce à un système de financement des plus solidaire, les médicaments les plus coûteux sont disponibles pour tout assuré social. Bien peu des patients dont je m'occupe savent que le coût de leur chimiothérapie dépasse largement leur salaire mensuel. Et, pour tout dire, c'est pour moi une véritable fierté, cclle d'être français !

La possibilité pour vous de bénéficier des dernières avancées de la science est donc une réalité dès lors que les médicaments innovants sont « mis sur le marché » ; il existe néanmoins un grand nombre de médicaments encore « en développement », c'est-à-dire dont l'efficacité et la tolérance sont évaluées dans le cadre de *protocoles de recherche.* C'est aussi pour vous un moyen d'avoir accès à ces molécules, si bien entendu votre cas particulier s'y prête. Je développerai donc dans les lignes qui suivent ces deux aspects de *votre accès éventuel à des traitements innovants.*

Les nouvelles thérapeutiques : des raisons d'y croire

La mise au point de nouveaux traitements permettant de lutter contre la maladie cancéreuse est une préoccupation constante de la communauté médicale depuis cinquante ans. Il n'est pas de mon propos de faire ici un catalogue des différentes évolutions thérapeutiques depuis les premières exérèses chirurgicales de tumeurs – décrites il y a plusieurs siècles – jusqu'aux chimiothérapies les plus modernes, en passant par la bombe au cobalt. C'est plutôt l'évolution des concepts scientifiques sous-jacents qui est fascinante et conduit à une question aujourd'hui légitime : sommes-nous en train de découvrir les clés de la guérison du cancer ?

➤ *Les premiers traitements médicamenteux*

Les premiers traitements médicaux du cancer – on entend par traitement médical l'administration par différentes voies, orale, intraveineuse, de substances médicamenteuses ; il ne s'agit donc ni de chirurgie ni de radiothérapie, bien que ces deux disciplines aient, elles aussi, accompli d'immenses progrès – ont été découverts par hasard. C'est l'utilisation des gaz de combat appelés *moutardes à l'azote* durant les deux premiers conflits mondiaux qui a conduit à l'observation, chez celles de leurs victimes qui n'avaient pas encore péri de complications pulmonaires ou neurologiques, de leur pouvoir *d'empêcher la multiplication des cellules,* notamment celles du sang. D'où l'idée de traiter certaines maladies cancéreuses du sang – comme les leucémies, caractérisées par un taux de globules blancs beaucoup trop élevé – avec des dérivés de ces produits, dans le but d'obtenir une baisse du nombre des cellules sanguines… et les premiers succès thérapeutiques.

D'autres substances chimiques, ou extraites de plantes, ont ainsi été découvertes et sont entrées dans la composition des premières *chimiothérapies,* que l'on appelle *cytotoxiques* car elles s'attaquent directement aux cellules cancéreuses qu'elles détruisent, un peu comme un antibiotique détruit des bactéries. Ces substances agissent sur la machinerie cellulaire et en particulier sur l'ADN qui commande la prolifération des cellules. L'une des caractéristiques du cancer est précisément le dérèglement de la multiplication cellulaire qui devient incontrôlée et par conséquent anarchique. En se multipliant, les cellules cancéreuses deviennent plus vulnérables aux agents chimiothérapiques, en tout cas beaucoup plus que ne le sont les cellules normales de l'organisme. Cependant, ces dernières ne sont malheureusement pas à l'abri de l'effet toxique de ces agents, surtout lorsqu'elles doivent elles-mêmes se renouveler pour assurer leur fonctionnement habituel. C'est par exemple le cas des cellules du sang, des follicules pileux, des muqueuses digestives… expliquant les toxicités bien connues de la chimiothérapie : baisse des globules rouges (anémie), des globules blancs, des plaquettes, perte des cheveux et des poils, nausées, diarrhée.

➤ *Les analogues chimiques des années 1970-1990*

C'est en grande partie pour diminuer les toxicités des chimiothérapies, mais également pour en accroître l'efficacité, qu'ont été développés dans les années 1970-1990 des *analogues chimiques*, c'est-à-dire des dérivés synthétiques dont la structure chimique est légèrement modifiée. Parallèlement, une politique de vérification à grande échelle du pouvoir « éventuellement cytotoxique » de milliers de substances végétales et synthétiques (grâce à des tests *in vitro,* sur des cultures de cellules cancéreuses) a été mise en place en Europe et aux États-Unis. Cette politique, très coûteuse en temps et en devises – car il faut tester plusieurs milliers de molécules pour que l'une d'entre elles devienne finalement un médicament – a porté ses fruits et a permis un net enrichissement de notre arsenal thérapeutique.

C'est ainsi que l'on est passé, en quelques décennies, d'un empirisme à un quasi-empirisme ou, du moins, à un *empirisme dirigé.* Le traitement médical du cancer, d'abord considéré comme marginal au regard des guérisons obtenues par les chirurgiens et, dans une moindre mesure, par les radiothérapeutes, va progressivement occuper une place de plus en plus importante dans le quotidien des malades. Le devenir de certains d'entre eux – atteints de tumeur testiculaire, de lymphome ou encore de leucémie – est même radicalement transformé par la seule chimiothérapie : de systématiquement mortelle, la maladie devient dans une large mesure curable. C'est une merveilleuse révolution qui ne va concerner, hélas, qu'un faible pourcentage de malades du cancer. Pour tous les autres, ceux qui sont atteints de cancers fréquents (poumon, sein, gros intestin…), les taux de guérison augmentent, la survie des malades atteints de formes métastatiques est prolongée, mais il s'agit d'une évolution appréciable sur plusieurs décennies, non d'une révolution. Qui plus est, même lorsqu'une tumeur réagit de façon favorable à une chimiothérapie, elle développe fréquemment des *résistances aux médicaments,* ce qui explique de nombreuses rechutes de moins en moins sensibles à des traitements de seconde, voire troisième intention.

Et puis, surtout, les malades restent exposés aux toxicités des traitements qui rendent leur vécu si difficile. Certes, l'utilisation de plus en plus maîtrisée des chimiothérapies grâce à une meilleure connaissance des agents qu'il convient d'associer entre eux, des doses, des modalités de perfusion, a contribué à améliorer les performances de ces traitements. Mais, à la fin des années 1990, les cancérologues ont bien conscience qu'en dépit de leurs efforts, la chimiothérapie a atteint ses limites et le cancer n'est pas encore vaincu. Il faut donc trouver d'autres moyens d'empêcher la prolifération des cellules cancéreuses.

➤ *Les traitements issus de la biologie moléculaire*

Ces nouveaux moyens vont venir de la *biologie moléculaire.* Cette science du vivant s'attache à comprendre la machinerie cellulaire, un peu comme on démonterait un gigantesque mécano. En réalité, la complexité d'une cellule vivante – *a fortiori* cancéreuse – est effroyable. Vous pourriez imaginer, pour appréhender cette complexité, une sorte de réseau de millions de fils électriques interconnectés capables de véhiculer au sein de la cellule toutes sortes de messages pouvant se résumer en un seul : « Multiplie-toi et prolifère. » Voilà, fortement caricaturé, un écheveau diabolique dont il convient de repérer les voies majeures, celles que l'on peut espérer bloquer par des molécules « coupe-circuit » ; et encore ne faut-il pas négliger les voies secondaires qu'empruntera alors le pernicieux message. Il y a une vingtaine d'années, la recherche en biologie moléculaire suscitait déjà de grands espoirs, mais les principaux travaux publiés demeuraient *fondamentaux*, c'est-à-dire au stade de la connaissance pure, sans que l'on puisse en discerner les *applications* immédiates. Durant la dernière décennie, tout a changé : le génie bio-industriel a pu produire des médicaments spécifiquement dirigés contre telle ou telle partie du mécanisme, dans le but d'empêcher le développement des tumeurs. Nous sommes passés de l'empirisme, évaluation expérimentale de l'effet de substances dont le mécanisme d'action était connu *a posteriori* – et imparfaitement maîtrisé – à l'ère des *traitements ciblés*.

Schématiquement, il y a deux mécanismes cruciaux impliqués dans le développement des tumeurs, sur lesquels se concentrent les recherches actuelles : la *prolifération cellulaire* et l'*angiogenèse*.

La *prolifération cellulaire* s'opère à partir de récepteurs situés à la surface des cellules cancéreuses, qui captent certaines substances circulantes de l'environnement cellulaire, un peu selon le principe de la clé s'introduisant dans une serrure. Les récepteurs ainsi activés vont transmettre à l'intérieur de la cellule ce que l'on appelle des *signaux de prolifération, via* les nombreuses voies interconnectées dont j'ai parlé plus haut. Il est possible de bloquer certains de ces récepteurs, par exemple à l'aide d'anticorps spécifiques. C'est ainsi que des médicaments majeurs ont été récemment mis au point, comme l'Herceptin® dans le traitement des tumeurs du sein et l'Erbitux® dans celui des tumeurs du côlon. De grandes études scientifiques internationales[1,2] ont démontré que l'association de ces médicaments aux chimiothérapies habituellement utilisées pour traiter ces maladies augmentait de façon très significative leur efficacité.

L'Herceptin®, en particulier, agit sur un récepteur cellulaire appelé « Her-2 neu ». Ce récepteur n'est présent, en quantité suffisante pour permettre l'action du médicament, que dans 25 % environ des tumeurs du sein. Autant dire que seule une patiente sur quatre pourra réellement bénéficier du médicament. Pour cette patiente cependant, le bénéfice sera majeur. Si l'on prend l'exemple des tumeurs du sein opérées pour lesquelles l'Herceptin® est donné en association à une chimiothérapie, le risque de rechute de ces tumeurs diminue de près de 50 % grâce à ce seul médicament ! C'est donc un progrès thérapeutique considérable bien que tout à fait récent[3].

Lorsque l'intérêt de l'Herceptin® a été ainsi démontré, ce médicament n'était pas encore commercialisé. Attendre le terme du processus réglementaire d'enregistrement par les autorités sanitaires françaises aurait signifié une perte de chances pour un certain nombre de patientes. C'est pourquoi, grâce à une collaboration étroite entre le ministère de la Santé et l'Institut national du cancer, a été mis en place un « Protocole temporaire de traitement » permettant à toutes les patientes concernées d'avoir accès à l'Herceptin® et d'être intégralement prises en charge au titre de la solidarité nationale. J'ai eu le privilège de faire partie des experts qui ont contribué à la rédaction de ce document[4], très bel exemple de réactivité de notre système de soins, propulsant notre pays dans le trio de tête mondial des bénéficiaires « à grande échelle » de cette avancée thérapeutique (avant les États-Unis et le Royaume-Uni par exemple).

Outre les anticorps, certains médicaments agissent en aval des récepteurs de surface, c'est-à-dire à l'intérieur de la cellule, à certaines étapes du processus de diffusion du signal de prolifération. Ils peuvent être administrés par voie intraveineuse, quelquefois par la bouche, comme le Tarceva® aujourd'hui utilisé dans le traitement des cancers bronchiques. Enfin, de très nombreuses molécules sont encore à l'étude dans le cadre de protocoles de recherche et arriveront sans doute sur le marché dans les mois ou les années à venir.

L'*angiogenèse* caractérise la production de vaisseaux sanguins au bénéfice de la tumeur. Les cellules cancéreuses, en effet, fabriquent toutes sortes de substances qui vont détourner à leur profit les vaisseaux sanguins de l'organe où elles se développent, afin d'assurer leur alimentation en oxygène. Ce mécanisme est commun à la plupart des cancers, ce qui explique que des médicaments qui pourraient ainsi s'opposer à lui trouveraient des applications dans le traitement de nombreuses tumeurs. Grâce à la biologie moléculaire, on a pu identifier certains des facteurs *angiogéniques* fabriqués par les tumeurs, comme par exemple le VEGF (*Vascular Endothelial Growth Factor* ou « facteur de croissance des endothéliums vasculaires », c'est-à-dire des cellules qui tapissent l'intérieur des vaisseaux sanguins et permettent leur croissance). Comme dans le cas de l'Herceptin®, il a été possible de fabriquer un anticorps anti-VEGF, aujourd'hui commercialisé sous le nom d'Avastin®. Cet anticorps se lie au VEGF dans la circulation et empêche son action, diminuant ainsi la richesse des tumeurs en vaisseaux sanguins. À ce jour, ce médicament a démontré son utilité dans le traitement des tumeurs métastatiques du côlon, du rein, du poumon et du sein et il peut être utilisé seul ou en association à la chimiothérapie. D'autres antiangiogéniques sont aujourd'hui en expérimentation et s'avèrent d'ores et déjà prometteurs.

D'autres médicaments sont encore plus séduisants car ils combinent un effet antiprolifération cellulaire et un effet antiangiogénique, agissant simultanément sur plusieurs cibles et par conséquent offrant, en théorie, un maximum de chances d'efficacité. Deux de ces médicaments actuellement en cours de commercialisation ont démontré un intérêt tout particulier dans le traitement des cancers du rein métastatiques : il s'agit du Sutent® et du Nexavar®, qui se présentent sous la forme de comprimés à prendre chaque jour, selon des posologies variables. Tous deux ont été d'abord disponibles en France, dans le cadre de ce que l'on appelle des autorisations temporaires d'utilisation (ATU). Les ATU sont ainsi mises à la disposition des cancérologues dont les patients répondent à des critères très précis qui garantissent, conformément aux données scientifiques disponibles à ce jour, qu'ils peuvent réellement bénéficier de ces médicaments. Pour cela, ils transmettent une demande argumentée à l'Agence française de sécurité sanitaire des produits de santé (AFSSAPS) qui est, seule, habilitée à permettre leur fourniture, hors commercialisation, par les laboratoires qui les fabriquent. L'ATU est en quelque sorte une solution d'attente, dans l'intérêt des malades, avant la mise sur le marché d'un médicament.

Lors du congrès mondial de cancérologie qui s'est tenu à Atlanta en juin 2006, ont été présentés les résultats d'un protocole de recherche qui a comparé, chez plusieurs centaines de malades atteints de cancer du rein, le Sutent® au traitement dit « de référence », à savoir l'immunothérapie[5]. L'immunothérapie, c'est-à-dire la stimulation puissante du système immunitaire par des médicaments comme l'interféron et l'interleukine, était jusque-là le seul traitement connu pour être efficace contre cette maladie, mais au prix d'effets secondaires nombreux et très difficiles à supporter pour les malades. Selon les résultats de cette étude, il s'avère que non seulement le Sutent® est beaucoup mieux toléré que l'interféron, mais qu'en outre il est plus efficace, puisque six fois plus de malades en bénéficient ! Il est probable qu'au moment où vous lirez ces lignes, le Sutent® sera devenu le traitement de première intention du cancer du rein métastatique.

Il ne s'agit là que de quelques exemples de la véritable révolution thérapeutique que nous sommes en train de vivre. Les années à venir vont permettre aux chercheurs de mieux définir les conditions optimales d'utilisation de ces nouveaux médicaments, sans doute en les combinant les uns aux autres et en les associant également à des traitements plus « traditionnels » comme la chimiothérapie. Parallèlement, nous serons de plus en plus souvent capables de proposer des traitements *individualisés, « à la carte »*, grâce aux techniques de *cartographie des tumeurs,* qui permettent des études génétiques fines. Cette cartographie tumorale fournit une « carte d'identité génétique » du cancer et offrira sans doute la possibilité de prédire l'efficacité de tel ou tel traitement ainsi adapté à chaque individu et au cancer dont il souffre. Bien entendu, il s'agit là de progrès dont certains sont déjà tangibles, d'autres en gestation à l'horizon de quelques années ou décennies.

➤ *Une guérison de tous les cancers est-elle envisageable ?*

Il est très difficile aujourd'hui d'affirmer que les progrès actuels et à venir apporteront à l'humanité la guérison du cancer, c'est-à-dire de *tous les cancers.* C'est une question qui fait débat au sein de la communauté scientifique, ce d'autant que les technologies à mettre en œuvre sont d'une très grande complexité et ne seront pas accessibles à l'ensemble des êtres humains. En outre, une explosion des coûts est sans doute à craindre et nul ne peut dire aujourd'hui si même les systèmes de santé les plus avancés – ceux des pays occidentaux – pourront y faire face, sous quelles conditions et au terme de quels choix sociaux et politiques.

Toujours est-il que votre accès aux traitements innovants est non seulement une réalité mais un droit reconnu à tous les malades du cancer dans notre pays. Les médecins qui les traitent et principalement les *oncologues médicaux* (en clair, les cancérologues qui prescrivent des traitements médicaux) connaissent bien ces traitements ainsi que les critères à remplir pour les prescrire. Ces critères ne sont en aucun cas des obstacles administratifs ou des limitations économiques, ce sont simplement des caractéristiques relatives à votre cas particulier, à votre maladie, aux traitements que vous avez déjà éventuellement reçus et qui font que tel « nouveau » médicament va représenter, à un moment donné, la meilleure solution pour vous. Ces caractéristiques sont bien connues parce qu'elles correspondent aux données issues de nombreuses années de recherche et d'expérimentation. De façon simple et pour prendre un exemple, ce n'est pas parce qu'une molécule s'avère remarquablement efficace dans le traitement des tumeurs du rein que votre cancérologue vous la prescrira si vous souffrez d'une tumeur du foie. C'est ce qui différencie la médecine scientifique, qui ne tient compte que de ce qui est démontré, sans hypothèse gratuite ni croyance, de certaines médecines qui proposent des panacées universelles (voir chapitre « Les médecines alternatives : quelles preuves pour quelles croyances ? », page 149).

Cependant vous ne devez pas hésiter à poser à votre médecin toutes les questions nécessaires, y compris celles qui vous paraîtraient saugrenues. La recherche de la meilleure stratégie de traitement, adaptée à votre cas particulier, ne doit faire l'objet d'aucune censure. Dans ce domaine, le dialogue le plus constructif possible avec votre médecin doit être recherché, voire cultivé, dans une sorte de partenariat, dont la nature est fixée par le mode de communication choisi (processus de décision partagée).

Pourquoi participer à un protocole de recherche ?

➤ *Un bénéfice pour le malade ou pour la science ?*

Vous l'aurez compris, la cancérologie ne peut évoluer que grâce à la recherche. Celle-ci comporte différents volets. La recherche *fondamentale* est celle qui s'opère dans le silence feutré des laboratoires ; disons qu'elle aboutit à des connaissances sur le vivant dont l'utilité à court ou moyen terme n'apparaît pas évidente, mais qui pourront trouver leur application dans un futur lointain. La recherche *préclinique* a déjà une finalité entrevue, le plus souvent thérapeutique. Disons, là encore de façon très schématique, qu'elle travaille à la mise au point de nouveaux médicaments anticancéreux d'abord *in vitro*, dans des éprouvettes, sur des cultures cellulaires, puis *in vivo,* chez l'animal. Cette phase préclinique est très longue, très coûteuse et parfois très décevante pour de nombreux « candidats-médicaments » que l'on avait crus prometteurs et qui s'avèrent finalement sans efficacité ou trop toxiques. Il faut reconnaître que les principaux investisseurs dans cette recherche « à risque » sont les industriels du médicament, qui bien souvent sont les seuls à disposer des moyens nécessaires.

La recherche *clinique* arrive seulement au terme de ce long processus et s'opère chez l'homme, car il faut bien qu'à un moment donné le médicament soit évalué chez son destinataire final, puisque malgré de nombreuses similitudes biologiques et physiologiques, un être humain sera toujours différent d'une souris, d'un lapin ou d'un chien…

Une des caractéristiques de la recherche en cancérologie est de ne s'adresser qu'à des personnes malades, y compris lors des étapes les plus précoces. *A contrario*, l'expérimentation humaine d'un nouvel antibiotique ou d'un nouvel antiallergique, médicaments en principe peu toxiques, fait le plus souvent appel à des *volontaires sains* (en général des étudiants rémunérés pour cela). On imagine mal, en effet, administrer une nouvelle chimiothérapie à un volontaire sain, compte tenu de la toxicité prévisible de ce traitement. Le malade atteint de cancer peut donc se voir proposer de participer à un protocole de recherche clinique concernant un médicament (mais aussi parfois un moyen de diagnostic, un matériel chirurgical, etc. Pour simplifier, nous nous en tiendrons ici à la seule question du médicament), des étapes les plus précoces (donc, les plus incertaines) aux plus abouties de son développement.

➤ *Qu'est-ce qu'un essai thérapeutique ?*

Lorsque l'on parle d'un « protocole de recherche », ou encore d'un « essai thérapeutique », nombre de malades évoquent la crainte de « servir de cobaye à la science », selon une formule consacrée. Cette crainte recouvre à mon sens deux aspects : d'une part, la peur de courir des risques avec des médicaments encore mal connus ; d'autre part, celle de participer à une recherche sans intérêt pour le malade et qui servirait uniquement la connaissance scientifique.

Ces craintes ne sont pas infondées, si l'on se réfère aux atrocités commises, encore récemment, au nom de la médecine. Il y a seulement soixante ans, les nazis se livrèrent à d'effroyables expérimentations dans les camps de la mort, au nom de finalités prétendument médicales, mais en réalité au service d'une barbarie généralisée. Il n'en demeure pas moins qu'au lendemain de la guerre, lors des procès dits « de Nuremberg », les juristes des tribunaux militaires américains ressentirent le besoin d'exprimer, dans le Code du même nom, un certain nombre de principes visant à encadrer la recherche médicale. Ces principes ont depuis lors été largement repris dans des textes généraux d'éthique médicale (tel celui de l'Association médicale mondiale, encore appelé « Déclaration d'Helsinki », par la suite modifié à différentes reprises) et dans la plupart des textes de loi régissant ce type de recherche.

Parmi ces principes, il faut rappeler :

• La nécessité absolue du consentement « libre et éclairé » du sujet qui participe à la recherche. Il n'y a pas d'expérimentation possible contre le gré de la personne ou bien si celle-ci n'a pas été précisément informée de l'intérêt et des risques liés à l'expérimentation.

• La nécessité d'un bénéfice lié à la recherche, bénéfice direct pour la personne (par exemple l'intérêt de recevoir un traitement efficace), ou bénéfice pour la connaissance médicale en général.

• La nécessité, pour le médecin qui conduit la recherche, de s'être assuré que toutes les précautions ont été prises pour que le malade ne coure pas un risque inutile ou disproportionné.

Vous remarquerez qu'une recherche « dans l'intérêt de la science », c'est-à-dire sans véritable retombée pratique pour votre traitement, peut vous être proposée. Votre médecin peut par exemple vous proposer des prises de sang afin d'étudier le comportement, dans votre organisme, d'un produit de chimiothérapie. Cela n'a pas de conséquence sur votre traitement proprement dit mais pourra servir, par la suite, à d'autres malades. Cela n'est pas moralement choquant mais doit vous être expliqué honnêtement, afin que vous ayez la possibilité de refuser ce qui vous paraît superflu ou excessif.

➤ *Participer à un essai thérapeutique est-il utile et sans danger ?*

Le plus souvent cependant, il faut que vous soyez le premier (la première) bénéficiaire d'une recherche médicale. Il n'y a aucune honte, bien au contraire, à considérer d'abord et avant tout votre intérêt particulier et à prendre votre décision en fonction de lui et non de ce que peut penser votre médecin de votre docilité ou de votre altruisme. Du reste, je vous encourage à poser à votre cancérologue des questions toutes simples, comme : « Qu'ai-je à y gagner ? Qu'est-ce que je risque si j'accepte ? Êtes-vous sûr que, dans la situation qui est la mienne, il est préférable que je participe à cette recherche plutôt que vous me proposiez un traitement classique dont vous seriez plus sûr ? »

Enfin, il vous faut savoir qu'à ce jour la recherche médicale est plus réglementée que jamais. En France, l'appareil législatif s'est structuré à partir de 1988 avec la loi dite « Huriet-Sérusclat », qui évolue aujourd'hui dans le sens d'une harmonisation des textes européens, mais peu importe : les principes restent dans l'ensemble les mêmes. Le *promoteur* d'une recherche est en général une institution (l'Assistance publique-Hôpitaux de Paris, les Hospices civils de Lyon, etc.), un laboratoire pharmaceutique, ou encore une société savante ou un groupe de recherche (Fédération nationale des centres de lutte contre le cancer, Fondation française de cancérologie digestive…) ; c'est en tout cas le *financeur* de cette recherche, qui souscrit également une assurance destinée à dédommager les malades en cas d'incident grave inattendu. Les *investigateurs*, sous la conduite d'un *coordinateur scientifique*, sont les médecins qui mettent en œuvre la recherche conformément à un *protocole écrit* qu'ils s'engagent à respecter scrupuleusement.

Tout protocole de recherche fait l'objet d'une expertise par différents comités qui ne donneront un avis favorable que s'il est conforme aux données les plus récentes de la science et s'il est recevable d'un point de vue éthique, c'est-à-dire, pour parler clairement, qu'il ne comporte pas de « perte de chances » pour le malade. Bien évidemment, tout protocole ne recevant pas au final une autorisation de la part des autorités de santé ne peut être débuté ; en d'autres termes votre médecin ne peut pas vous proposer une nouvelle modalité de traitement sans cette garantie formelle.

➤ *Les modalités pratiques de l'essai thérapeutique*

Lorsque votre médecin vous propose de participer à une recherche, il vous fournit un *formulaire d'information* qui décrit avec précision le déroulement du protocole, le traitement que vous allez recevoir et ses toxicités prévisibles. Si vous consentez à participer, vous signerez, de même que votre médecin, un formulaire *ad hoc* qui sera conservé dans votre dossier médical, alors qu'un exemplaire vous sera personnellement remis. En tout état de cause, cette signature n'est nullement un engagement contractuel qui vous obligerait à quoi que ce soit. Vous êtes libre à tout moment de retirer votre consentement et d'indiquer à votre médecin que vous ne souhaitez plus participer à la recherche. De façon générale, que vous participiez ou non à un protocole, c'est toujours votre intérêt qui doit primer sur toute autre considération ; c'est pourquoi votre médecin n'agira pas différemment, en ce qui concerne les décisions à prendre, que votre traitement soit ou non expérimental.

C'est dire si le législateur a souhaité prendre toutes les garanties en matière de protection des personnes participant à une recherche biomédicale. Tout cela ne va pas, bien sûr, sans un accroissement de la lourdeur des procédures administratives et par conséquent de l'importance des moyens financiers et humains dont il faut disposer dès lors que l'on souhaite exercer une activité de recherche clinique. C'est la raison pour laquelle, de plus en plus, ce type d'activité se regroupe dans les centres hospitaliers universitaires et les centres de lutte contre le cancer, dont c'est la vocation. Toute infraction à cette législation peut entraîner de lourdes conséquences pour celui qui s'y risquerait et je ne crois pas me tromper en vous disant qu'à ce jour, la recherche cancérologique française est d'une rigueur et d'une probité totales.

S'agissant de la crainte suscitée par la « nouveauté thérapeutique », elle n'est pas infondée ; toute recherche comporte une prise de risque assumée conjointement par le malade et son médecin. Ce risque est sans doute plus important lors des étapes initiales du développement d'un médicament et il doit être proportionné à la gravité de la maladie et à l'existence ou non de solutions alternatives. Cependant, là encore, avant d'être utilisée chez l'homme, une nouvelle molécule a passé des années en expérimentation préclinique et en particulier chez l'animal ; elle est donc loin d'être inconnue, s'agissant de ses caractéristiques pharmacologiques et de ses principales toxicités. Néanmoins, l'homme malade va constituer une étape nécessaire et majeure que je me propose de vous décrire très simplement.

➤ *Les différentes phases de l'expérimentation d'un agent anticancéreux*

Le développement d'un nouveau médicament suit un parcours progressif, selon des phases successives dont les objectifs sont différents.

Les essais de *phase I* constituent la première expérimentation chez l'homme et, comme je l'ai déjà indiqué, ne concernent en cancérologie que des personnes malades. Dans la mesure où il s'agit du développement le plus précoce d'un médicament, avec le niveau de connaissances *a priori* le plus réduit sur son efficacité et ses toxicités, on réserve ce type de recherche à des malades ayant déjà reçu de nombreux traitements et pour lesquels les solutions restantes ne paraissent pas porteuses de grands espoirs. Cette démarche est au fond assez logique : lorsque l'efficacité d'un nouveau médicament n'est pas très bien connue, l'utiliser très tôt dans l'évolution de la maladie peut conduire à une perte de chances pour le malade. En revanche, dans la situation décrite ci-dessus, un traitement expérimental peut constituer un recours, avec parfois des résultats encourageants. Il s'agit souvent de personnes fatiguées, psychologiquement éprouvées, qui connaissent l'exacte situation de leur maladie et sont à la recherche de solutions nouvelles. Il est donc important pour ces personnes de se voir proposer une étude clinique, un peu sophistiquée, au cours de laquelle elles vont être hospitalisées à différentes reprises et faire l'objet de toutes les attentions, dans un « cadre » rassurant, avec davantage d'examens et de visites (prises de sang, questionnaires relatifs à la tolérance du traitement, contacts répétés avec des infirmières de recherche...) que dans le contexte d'un traitement classique.

L'objet d'une étude de phase I est de déterminer la « dose optimale » du médicament à administrer, en commençant par des doses faibles avec les premiers patients, puis en escaladant progressivement les doses d'un malade à l'autre jusqu'à atteindre les doses les plus élevées possible. À cet égard, les patients inclus dans le même protocole sont en général porteurs de tumeurs variées, dans la mesure où l'on ne sait pas, à ce stade de l'expérimentation, sur quel type de cancer le médicament aura une activité préférentielle. C'est bien sûr la toxicité du médicament qui va constituer le principal frein à l'escalade des doses et c'est pourquoi celle-ci est évaluée de manière particulièrement soigneuse. C'est ainsi que l'on va déterminer, pas à pas, ce que l'on appelle la « dose maximale tolérée » du médicament. Cette stratégie pose différents problèmes :

• D'une part, celui des doses extrêmes. Avec les doses les plus faibles, le risque est de proposer au malade un traitement ayant peu de chances d'être efficace ; avec les plus élevées, on l'expose à des risques toxiques éventuellement graves. Ces inconvénients ne sont pas encore totalement résolus, mais des progrès méthodologiques importants ont été accomplis ces dernières années, grâce à l'apport des statistiques qui permettent des analyses fines des relations entre la dose et l'effet du médicament, progrès qui réduisent sans doute le risque de perte de chances pour le malade. Les études de phase I modernes proposent d'emblée des doses potentiellement efficaces et mettent tout en œuvre pour éviter les accidents avec l'emploi des doses les plus élevées.

• D'autre part, cette façon de faire repose sur l'idée d'une relation de proportionnalité entre la dose administrée et l'effet obtenu : plus on accroît la dose, plus on détruit de cellules cancéreuses, mais plus le malade risque d'être exposé à des toxicités. Cela est vrai, en grande partie, pour les médicaments de chimiothérapie, mais s'avère souvent erroné pour les *thérapeutiques ciblées* dont j'ai parlé plus haut. C'est pourquoi il faut sans cesse réinventer de nouvelles méthodes d'évaluation en phase I, effort nécessaire et important aujourd'hui accompli par les chercheurs.

• Enfin, les études de phase I portent sur un petit nombre de malades, de l'ordre de quelques dizaines et par conséquent elles n'aboutissent qu'à une *approximation* de la dose optimale et de la fréquence des toxicités observées. C'est pourquoi l'expérimentation va se poursuivre par la phase II.

Les études de *phase II* concernent en principe un seul type de tumeur – en fonction des résultats d'efficacité observés en phase I – et impliquent davantage de patients, par exemple de l'ordre d'une centaine, de façon à apprécier *quantitativement* l'effet réel du médicament évalué : quel pourcentage de malades présentera des nausées ? une diarrhée ? une alopécie ? Combien bénéficieront réellement de ce nouveau traitement ? En fait, les études de phase II posent assez peu de problèmes, puisqu'elles concernent des médicaments déjà expérimentés chez l'homme et pour lesquels le malade peut disposer d'informations assez précises ; en outre, le même traitement est proposé à tous les malades atteints de la même affection, ce qui simplifie à l'évidence les choses. C'est au terme d'un essai de phase II qu'un médicament peut être jugé suffisamment prometteur pour être expérimenté en phase III.

Les études de *phase III* sont des études comparatives dont le but est de mettre en balance un nouveau médicament ou une nouvelle association de médicaments et ce que l'on appelle le « traitement de référence », à savoir celui pour lequel il existe, du point de vue de ses performances, un consensus national ou international. Ma volonté de clarté me conduit ici à simplifier abusivement la réalité : il existe en effet des essais de phase III en chirurgie, en radiothérapie… où il n'est pas forcément question de médicament mais par exemple d'une nouvelle technique chirurgicale, ou d'une dose de rayonnements, cependant le principe est fondamentalement le même.

La difficulté des essais de phase III, que l'on appelle encore, usant ici d'un anglicisme, « essais randomisés » – *random* signifie « hasard » en anglais –, est qu'ils font appel à une méthodologie choquante pour les malades, méthodologie qu'il faut par conséquent bien expliquer.

➤ *Les essais « randomisés »*

Tout d'abord, la comparaison de deux stratégies – ou davantage – implique d'étudier des groupes de patients comparables. Imaginons que ce soit le médecin ou le patient qui choisisse *a priori* le traitement qu'il va recevoir. Dans ce cas, il se peut par exemple qu'une majorité de personnes jeunes reçoivent le nouveau traitement, alors que les plus âgées, plus inquiètes, plus réservées, s'en tiennent au traitement « classique ». Il se peut aussi que, plus ou moins consciemment, un médecin qui « croit » à l'intérêt du nouveau traitement aura tendance à le proposer aux patients les plus jeunes, à ceux qui lui paraissent plus en forme. Il en résulte qu'au moment de la comparaison, un groupe de patients aura une moyenne d'âge inférieure à l'autre, avec dans l'ensemble des patients qui vont mieux, qui ont peut-être une maladie moins sévère que dans l'autre groupe. Il en résulte qu'un éventuel bénéfice observé dans le groupe « expérimental » n'aura peut-être aucune relation avec le nouveau traitement ! En jargon de chercheur, on dit que les groupes sont « déséquilibrés ». L'âge et l'état général ne sont bien sûr que des exemples tant les facteurs de déséquilibre sont multiples, qui vont conduire à conclure à l'existence d'une différence qui n'est pas réellement présente, où à l'absence d'une différence qui pourtant existe.

Or le seul moyen d'obtenir des groupes de traitement équilibrés est de *tirer au sort* le traitement reçu par le malade. Cela signifie que, dès lors que vous acceptez un tel protocole, ni vous ni votre médecin n'êtes responsables du choix du traitement, mais que cette responsabilité incombe à un ordinateur qui opère le tirage au sort. Procédure tout à fait choquante au regard de l'image traditionnelle de la médecine et du « colloque singulier » qui unit un médecin compétent et un malade confiant !

Nul doute que l'exposé d'une telle méthode ne vous déstabilise, mais il faut que vous ayez à l'esprit quelques idées fortes :

• Quel que soit le groupe de traitement qui sera finalement le vôtre, toutes les garanties ont été prises pour que vous ne soyez pas défavorisé(e). En effet, le traitement de référence est au moment de la recherche le meilleur connu et c'est celui que votre médecin vous proposerait si vous ne participiez pas à la recherche.

• Le « nouveau » traitement ne sera pas nécessairement meilleur que le traitement de référence. S'il existait dans ce domaine un niveau de conviction suffisant, votre médecin n'aurait pas accepté une telle recherche. Vous devez donc absolument vous persuader que recevoir le nouveau traitement n'est pas nécessairement une garantie de succès, alors que recevoir le traitement de référence serait un handicap.

• Il peut arriver que le nouveau traitement soit un « plus » au sens quantitatif : par exemple, l'association de trois médicaments A, B et C, que l'on compare à l'association de référence A + B. On pourrait être tenté – à tort – de croire que les malades recevant le nouveau traitement seraient privilégiés. En réalité, « faire plus » n'est pas toujours « faire mieux », ne serait-ce qu'en raison du surcroît de toxicités lié à l'ajout d'un médicament supplémentaire ; nombreuses sont les études à ce jour publiées, qui ont ainsi comparé deux à trois médicaments de chimiothérapie, sans le moindre avantage en faveur de la triple combinaison…

• Enfin, la règle du jeu est la même pour tout le monde, sans possibilité pour qui que ce soit de tricher d'une quelconque manière, ce qui est une garantie d'intégrité et d'équité.

Ce sont ainsi les essais de phase III qui, seuls, peuvent faire évoluer durablement la pratique médicale, en établissant des « standards thérapeutiques », dans le cadre d'une médecine « basée sur les preuves (scientifiques) » selon le terme consacré. En fait, la réalité quotidienne est d'une complexité bien plus grande et, en face d'un cas particulier, il est souvent difficile de répondre par une vérité scientifique absolue. Mais, s'il y a bien une certitude, c'est que les progrès accomplis dans le domaine des traitements du cancer ces vingt dernières années doivent beaucoup à ces méthodes qui ont largement remplacé, dans l'esprit et la formation des médecins, les certitudes magistrales d'autrefois.

Je ne conclurai pas de façon angélique, en vous conseillant d'accepter systématiquement tout protocole de recherche qui vous serait proposé. Malgré toutes les précautions que j'ai évoquées, il y a des protocoles plus ou moins intéressants, des traitements plus ou moins risqués, des nouveautés thérapeutiques qui peuvent s'avérer hautement profitables ou désastreuses pour tel ou tel malade. Au fond, cette réflexion n'est qu'une des multiples déclinaisons qui se rapportent à la question de l'*information* que j'ai évoquée dans un précédent chapitre. Bien sûr, l'intérêt d'un protocole et les risques encourus par les malades ne sont parfaitement connus qu'*a posteriori*, une fois l'étude achevée. Au début de celle-ci, on dispose d'informations certes riches, mais incomplètes. C'est le rôle du médecin que d'indiquer à son patient les limites de l'information *a priori* et des explications qu'il lui donne.

Votre choix, me semble-t-il, peut se fonder sur trois critères : un cadre général d'information sur la recherche clinique (ce qui suppose que vous ayez lu ce chapitre !) ; une information la plus complète possible sur le protocole en question (nature du ou des traitements administrés, fréquence, durée, examens réalisés, effets secondaires possibles), qui ne laisse subsister aucune incertitude, aucune zone d'ombre ; enfin, un lien de confiance qui vous unit à votre médecin, lien fondateur de la relation thérapeutique.

EN FORME DE CONCLUSION

Apprendre à mourir pour réapprendre à vivre...

Il y a peut-être un chemin que vous avez accompli en lisant ce livre, en tout cas je l'espère. Un chemin vers plus de sérénité et de volonté d'aller vers la vie. Sans aucun doute vous êtes-vous posé des questions précises sur le sens de votre vie avant, pendant et après la maladie. Ces questions n'auraient pas de sens si elles étaient advenues indépendamment d'une interrogation globale sur ce qui nous pousse à vivre et nous fait redouter la mort. Cette interrogation prend tout son sens lorsque l'on traverse une épreuve semblable à la vôtre. Notez que je passe allégrement du « vous » au « nous », parce que, devant la mort, il n'y a ni malade ni médecin, mais le partage d'un destin commun. Si le cancer est à ce point vécu comme tabou, alors qu'il s'agit d'une maladie fréquente, non contagieuse et sans rapport avec tel ou tel type de comportement pouvant faire l'objet d'une stigmatisation sociale, c'est parce qu'il évoque immédiatement un tabou encore plus affirmé : oui, à l'époque d'Internet et de la conquête spatiale, l'homme est mortel. Et qui plus est, son destin est d'une incroyable précarité.

Aujourd'hui écrivant ces lignes, profitant à plein d'une vie professionnelle et familiale épanouissante, je serai peut-être demain, dans six mois ou dans vingt ans, au seuil de ma propre agonie. « Ainsi va la vie des hommes, disait Pagnol dont la maladie avait emporté la mère alors qu'il était enfant, quelques rares moments de joie très vite effacés par d'inoubliables chagrins. Mais il n'est pas nécessaire de le dire aux enfants. » Il est difficile d'imaginer que le chantre de la Provence, truculent, aux accents joyeux qui fleurent bon le thym des garrigues et les parterres de lavande, ait pu écrire des choses en apparence aussi pessimistes. En réalité, comme souvent chez cet auteur bien plus profond qu'on ne pourrait le croire, il s'agit d'un pessimisme raisonné. Pagnol appartient encore au début du XXe siècle ; il sait la brièveté et le prix de la vie et des choses. Il est encore de l'époque où l'on meurt chez soi, au milieu des siens et où l'on ne va qu'exceptionnellement à l'hôpital. Si j'ose dire, il a suffisamment souffert pour se donner le droit d'être heureux. Ses personnages, cependant, ont presque toujours une dimension tragique, qu'il s'agisse de César ou encore du Papet de *L'Eau des Collines*.

C'est précisément cette *familiarité du destin* et cette *potentialité du tragique,* comme éducation, sinon au bonheur du moins à la sérénité, qui me semblent aujourd'hui perdues, en tout cas pour une large part, dans nos sociétés dites « modernes ».

Je pense qu'une réflexion à la fois individuelle et sociale sur la nature de ce tabou pourrait largement contribuer à le faire disparaître et, par-là même, à prévenir bien des angoisses. J'aimerais aborder franchement et sans détour ce problème, mais il n'est pas sûr que cela vous soit, dans l'instant présent, bénéfique. Si, fragilisé(e) par les épreuves que vous traversez, vous ne vous sentez pas en mesure de me suivre sur ce terrain, alors ne lisez pas ce qui suit. Au mieux, vous y reviendrez un jour…

Au début de ce livre, j'ai évoqué le « séisme moral » que représente l'annonce d'un diagnostic de cancer. Je crois que cette peur parfois indicible est, pour une large part, la conscience aiguë et brutale de notre finitude. Depuis notre jeune âge, nous pouvons nous représenter la mort, nous savons qu'elle existe, qu'elle est l'inéluctable manière de conclure notre existence. Pour autant, la profondeur de son mystère rendrait nos vies insupportables si nous y pensions sans cesse. Lors, l'homme vit au quotidien comme s'il était immortel, à la fois dans l'acceptation et le déni. Or le cancer menace la vie et fait entrevoir une échéance. En somme, les réflexions inabouties laissées pour plus tard, la sagesse d'un âge non advenu, toutes ces procrastinations d'une existence confite dans la routine, les tracas professionnels, les projets, les vacances et les impôts, toutes ces faveurs du temps qui nous reste télescopent le réel dans une urgence terrifiante : nous donner la clé, le sens de nos vies. Cette clé, nous admettons très bien, dans la vie normale, qu'elle donne accès à un chemin rêvé vers un impossible trésor. Dans l'épreuve de la maladie, cette quête devient désespérante : ne pas mourir sans avoir fait le tour de sa vie.

Je n'ai sans doute pas de légitimité à vous parler de cela, car la pratique médicale ne m'en donne guère la compétence ; médecin ou pas, le vertige de la fin ne m'épargne pas plus que vous. Et, en plus, je ne partage pas vraiment votre situation de malade ; c'est pourquoi je ne voudrais pas jouer l'intellectuel de salon dissertant sur ce qu'il ne connaît pas. C'est en toute humilité que je vous livrerai quelques réflexions que m'ont inspirées la fréquentation de ceux qui souffrent et meurent, ainsi que quelques drames personnels qui sont le lot de toute existence humaine. Il est des moments très particuliers où, par identification sans doute, je n'ai pu éviter de me voir mourir un peu.

Il y a un peu plus de deux ans, au terme de quatre années d'un très difficile parcours, j'ai dû accompagner ma mère jusqu'à la fin de sa vie. Une vie de travail (entre autres pour payer mes études), une retraite bien méritée à 60 ans, des projets de voyages, dont quelques-uns se réalisent… Et puis un jour, alors que tout semble aller pour le mieux, un peu de sang dans les urines, une échographie qui montre une tumeur du rein, un scanner qui retrouve des métastases pulmonaires. Et me reviennent en mémoire les mots de Marcel Pagnol. Sauf que je ne suis plus un enfant et qu'il me faudra aussi jouer le rôle de médecin – parce qu'elle me l'a demandé – en plus de celui de fils. Quatre ans d'une drôle de vie, qui en valent bien dix pour la maturité, pour l'âge aussi sans doute en ce qui me concerne. Et qui s'achèvent pourtant, là, au milieu du salon, dans un lit médicalisé, sous Hypnovel® et morphine.

La chirurgie, l'espoir, la succession des traitements, les effets secondaires, l'espoir, les douleurs, les rémissions, les aggravations, l'espoir, le téléphone qui sonne au milieu de la nuit, mon père désemparé, la fin inéluctable, la résignation. Voici que tout cela et plus encore, un destin anonyme et pourtant irremplaçable et singulier se résout si simplement dans les sursauts respiratoires de l'agonie.

Ses derniers mots ont été « Je te fais confiance », avant un endormissement paisible. Ils résonnent encore en moi aujourd'hui lorsque, devant un malade qui souffre, une décision difficile à prendre, ou tout simplement pour trouver les mots justes, j'ai besoin de la force de cette voix.

Je suis là, à la tête du lit, alors qu'elle vient de s'endormir, un peu comme si je guettais l'envol de son âme. Un silence absolu baigne la maison de mes parents. Se produit alors quelque chose d'assez inexplicable, sans doute par un mécanisme d'identification soudainement fusionnelle. L'espace de quelques instants, les limites entre elle, moi et le monde disparaissent dans une sorte de vertige qui me semble être celui de la mort. Appropriation extrême du deuil, de l'état intérieur de la mourante tandis que meurt aussi une partie de moi-même ? Ou expérience parapsychique ou magique d'un au-delà réellement entrevu ? Je ne sais pas. À cet instant, je sais pourtant qu'elle est morte. La mécanique respiratoire ne s'éteindra que quelques heures plus tard.

J'espère que vous ne verrez aucune complaisance à cette brève narration. Il s'agit d'une de ces expériences inévitables censées vous forger un caractère ; j'en ai tiré après coup quelques enseignements et réflexions.

Il me semble aujourd'hui en particulier que cette familiarité, même passagère, avec la mort, n'a rien de terrifiant. Même pour un athée ou un agnostique comme moi, qui n'imagine pas nécessairement que l'âme est appelée à survivre ou que les pécheurs brûleront en enfer. Ce qui me paraît terrifiant au contraire, c'est le rejet social actuel de cette évidence, au profit d'une mythification absurde de la jeunesse et d'une illusion d'immortalité. Cette tendance a été soulignée par l'historien Philippe Ariès il y a déjà quelques années[1] : si la Renaissance a consacré la mort de *soi*, c'est-à-dire de la personne humaine à laquelle le Moyen Âge, trop préoccupé de vie éternelle, n'attachait que peu d'importance et si le XIXe siècle romantique a pleuré la mort de *toi*, c'est-à-dire de l'être aimé à jamais perdu, l'époque moderne, elle, prétend simplement ignorer la mort.

À l'époque des sportifs milliardaires adulés tels des dieux du stade, des *people* éternellement jeunes et heureux, des mannequins incarnant un idéal d'inaltérable beauté, il n'est pas décent d'avoir sous les yeux le pitoyable spectacle des mourants. On les laisse donc s'éteindre loin de la chaleur des projecteurs, dans les hôpitaux et les maisons de retraite, prétextant à bon droit la nécessité d'un « encadrement » médical et social. La souffrance, d'ailleurs, n'existe pas non plus puisque la médecine a inventé les antalgiques et les unités de soins palliatifs.

Peu importe que la réalité des mythes soit beaucoup moins belle, que les sportifs se dopent, que la réalité quotidienne des *people* soit celle du commun des mortels ou encore que nombre de mannequins souffrent d'anorexie. L'essentiel est dans ce que l'on voudrait voir et ce que l'on refuse de voir. Jusque dans les fictions télévisuelles et cinématographiques, d'ailleurs, dont les héros sont invulnérables ou, à supposer qu'un scénariste malveillant se mêle de les faire mourir, renaissent inexplicablement au prochain épisode pour le plus grand bonheur des fans.

Ignorée, bannie, expulsée ou mise à distance, la mort est interdite, notamment aux enfants, qui par ailleurs sont initiés très tôt aux mystères de la sexualité. Le sociologue anglais Geoffrey Gorer – cité par Ariès – a souligné, dans les sociétés occidentales au cours de l'histoire, ce balancement des tabous (tabou de la sexualité contre celui de la mort) et parlé de la « pornographie du deuil », pour montrer que, de nos jours, le deuil est devenu plus obscène que l'érotisme le plus complaisamment dévoilé aux yeux de tous. En somme, la mort est devenue taboue, tout comme est et restera tabou le cancer, à moins que l'on ne fasse l'effort social et culturel nécessaire dans le sens d'une réappropriation de la mort, tout simplement parce qu'elle fait partie de la vie !

Vous verrez peut-être une contradiction à terminer sur ces considérations un ouvrage dont le principal message est la nécessité absolue d'espérer. En réalité, j'ai souhaité, à chaque page, fonder l'espoir et la volonté de guérir sur les ressources de la Raison. L'hypocrisie eût été d'éluder cette question de la fin toujours possible ; c'est pourquoi elle est l'aboutissement logique de votre sagesse ainsi élaborée. Les Indiens navajos parlent à ce propos d'un « cheminement dans la beauté » ; c'est une très belle manière de désigner le retour à une harmonie perdue[2].

À cet égard, je souhaite saluer l'effort accompli par le philosophe Luc Ferry en vue de populariser une nouvelle manière – philosophique et non nécessairement religieuse – de penser le salut et d'approcher une certaine *sérénité*[3,4].

Aussi paradoxal que cela puisse paraître, vivre l'espoir et la guérison, c'est aussi apprendre à mourir ; apprendre à mourir pour apprendre à vivre de nouveau. On entend souvent que ceux dont la vie a été sérieusement menacée envisagent la suite de leur existence de façon différente, plus sereine, plus soucieuse d'aller à l'essentiel. C'est possible, mais rarement simple, car le monde qui nous entoure n'est guère propice au maintien indéfini d'une sérénité acquise de fraîche date et conquise sur le temps. Sans compter la culpabilité du survivant, sentiment dont on parle rarement mais que partagent de nombreux malades. *Pourquoi ai-je survécu ? Quel est le sens de ma vie dès lors que j'ai été appelé à survivre plutôt que d'autres ? Si la mort en elle-même est dépourvue de sens, quelle est alors la signification de cette bataille que j'ai gagnée contre elle ?*

J'ai essayé de réfléchir à donner à la mort un sens *a priori*, qui me paraît indissociable au fond de la notion de *salut*. Cela signifie, d'une manière ou d'une autre, qu'une partie ou la totalité de moi-même aspire à être sauvée. C'est le seul moyen d'accepter la vie terrestre, ou du moins de l'envisager avec une certaine sérénité. Comme le souligne très justement Luc Ferry, ce sont les religions monothéistes et en particulier le christianisme qui offrent, de ce point de vue, la perspective idéale : celle de la vie éternelle, de la survivance de l'âme. C'est donc *moi en tant que personne* qui, dans cette conception de la vie et de l'univers, suis destiné à l'immortalité. Et, dans la même perspective, je retrouverai un jour dans la vie éternelle les êtres chers que j'ai perdus.

Je crois volontiers que la foi, pour peu qu'elle soit vécue avec sincérité, aide à traverser une épreuve comme la maladie cancéreuse. Elle est une aide pour les malades et pour leurs familles, en même temps qu'un lien social puissant, fondé sur la notion de charité.

Le *pari de Pascal* nous incite à faire appel à la logique et à la raison pour constater que, dans l'état d'incertitude où nous sommes, il est plus « rentable » de croire que de ne pas croire, si je peux me permettre ce raccourci caricatural. Pour ma part, j'ai beau me voir comme un scientifique, mon intelligence ne me conduit pas à la foi ; je n'ai sans doute pas trouvé le bon chemin. Je suis tout de même rassuré de constater que des esprits plus brillants que le mien partagent ce doute, tel Luc Ferry que j'ai cité plus haut.

Les philosophes stoïciens grecs et romains ne croyaient pas en un Dieu infiniment miséricordieux, ni à la vie éternelle. Ils pensaient que le bonheur devait avant tout se vivre sur la terre. Mais ils n'éludaient pas pour autant la question du salut. Pour Marc Aurèle, le microcosme de l'individu est partie prenante et en même temps reflet de l'absolue perfection de l'univers. Il n'y a de mal, de laideur et de souffrance que dans une vision réduite et limitée de cet univers qui est *globalement bon*. Dans la mort de l'être individuel se dissolvent, sans espoir de retour, à la fois son corps charnel et son âme, qui plus jamais ne retrouveront leur forme première. En revanche, la vie est appelée à renaître ailleurs, dans un univers éternellement fécond et infiniment stable. En cela, nous pouvons nous considérer comme les maillons d'une vaste chaîne constituant la perfection infinie de la vie. Quelles que soient notre insignifiance et la brièveté de notre passage dans l'univers, nous l'avons changé par notre seule existence et pour toujours il sera marqué par la trace de ce possible advenu parmi tous les possibles.

Cette pensée est d'une grande profondeur, sans doute, mais elle me paraît faiblement consolatrice : au fond, je suis heureux de contribuer à la perfection éternelle du tout, mais à quoi me sert de ne plus pouvoir, *en tant que personne,* contempler et jouir de cette perfection après ma mort ?

Si je ne peux trouver dans la religion ni dans la philosophie matière à accepter mon sort avec sérénité, quel nouveau sens puis-je donner à la notion de salut ? Il y a par exemple des idéaux terrestres : l'engagement politique, humanitaire, la création artistique, littéraire… tout ce qui est susceptible de m'offrir à la fois une puissante motivation et une éventuelle postérité. Si je laisse mon nom dans l'histoire, alors d'une certaine manière je deviens immortel. *D'une certaine manière, en effet,* car je ne serai plus là pour le voir ! Il y a cependant, avec la quête permanente de l'idéal, un risque de désillusion et de retour brutal à une réalité « difficile à étreindre » (Rimbaud).

L'idéal peut se trouver aussi dans la vie quotidienne, si l'on sait y repérer les joies infimes et les petits plaisirs qui font le bonheur d'être là. Disant cela, je risque de tomber très rapidement dans la banalité des joies de la pêche et des week-ends à la campagne. Je ne situe pas mon propos au niveau de la contemplation béate de ce qui est beau ou bon, mais plutôt dans l'ivresse intense de se dire, à chaque instant : « Je suis là, c'est déjà un miracle. Je respire, j'existe ! » et, plus que tout : « J'existe par et pour les autres. » L'homme est un animal social, il ne peut vivre et se développer que parce qu'il existe d'autres hommes, un environnement psycho-affectif et social. Les autres peuvent être l'« enfer », selon l'expression mémorable de Sartre, mais comment ne pas voir avant tout l'altérité comme une source mystérieuse et inépuisable de richesses ?

Le comble de l'« altérité aboutie », c'est l'amour : amour maternel, filial, fraternel, amour-passion, cette extase inexplicable de l'âme, qui va au-delà de la vie même. L'amour de l'autre transcende la question de la mort, la rend presque inexistante, en tout cas l'espace de quelques instants « suprêmement chargés de sens », selon le mot de Nietzsche dans *Humain, trop humain*, qui sans doute voyait dans l'éternel retour de ces instants la sublime musique de la « petite symphonie de la vie ». Une musique qui ferait désirer la vie sans redouter la mort.

En dépit du malheur qui vous frappe, en dépit de l'injustice, du mal physique et moral, votre salut je crois est de vous aimer passionnément ; et d'éprouver passionnément l'amour des autres. Avec la maladie, vous portez en vous-même la totalité de la condition humaine, sa dimension sublime et tragique. Votre corps n'est pas corrompu, il est le mystère incarné de la vie. Votre existence n'est pas gâchée, elle est plus accomplie que bien des parcours sans histoire. Votre avenir n'est pas compromis : il s'expose dans toute la clarté de votre engagement et de votre combat.

Et, par-dessus tout, vous n'êtes pas seul(e). Je ne vous connais sans doute pas, vous qui me faites l'honneur de lire ces lignes. Mais je tiens à vous. Parce que je vous ai croisé(e) dans un couloir, entrevu(e) dans l'anonymat d'une salle d'attente. Parce que je vous ai vu(e) souffrir, sur un lit d'hôpital ; attendre avec angoisse un résultat d'examen ; sourire, pleurer, vous révolter. Guérir, rechuter. Devenir, à force de douleurs partagées, mon *alter ego*. Et, pour jamais, repartir dans le tourbillon silencieux de la vie.

Notes

CHAPITRE 1
L'ANNONCE, LE TEMPS DE LA CRISE INTIME

1. Kübbler-Ross E., *Les Derniers Instants de la vie,* Genève, Labor et Fides, 1975.

2. *Ibid.*

3. Belpomme D., *Guérir du cancer ou s'en protéger,* Paris, Fayard, 2004.

4. Albom M., *Les Cinq Personnes que j'ai rencontrées là-haut*, Paris, Oh ! Éditions, 2004.

CHAPITRE 2
FAIRE DU STRESS UNE FORCE VITALE

1. Changeux J.-P., *L'Homme neuronal*, Paris, Hachette Pluriel, 1998.

2. Vincent J.-D., *Biologie des passions,* Paris, Odile Jacob, 1986.

3. Spiegel D., Sephton S. E., Terr A. I., Stites D. P., « Effects of psychosocial treatment in prolonging cancer survival may be mediated by neuroimmune pathways », *Ann. N. Y. Acad. Sci.*, 1998, 840, p. 674-683.

4. Sabbioni M. E., Bernhard J., Siegrist H. P. *et al.*, « Does subjective burden of early breast cancer and its treatment affect immune measures during adjuvant therapy ? », *Breast Cancer Res. Treat.*, 2004, 87, p. 75-86.

5. Derogatis L. R., Abeloff M. D., Melisaratos N., « Psychological coping mechanisms and survival time in metastatic breast cancer », *JAMA*, 1979, 242, p. 1504-1508.

6. Watson M., Homewood J., Haviland J., Bliss J. M., « Influence of psychological response on breast cancer survival : 10-year follow-up of a population-based cohort », *Eur. J. Cancer*, 2005, 41, p. 1665-1666.

7. Butow P. N., Coates A. S., Dunn S. M., « Psychosocial predictors of survival in metastatic melanoma », *J. Clin. Oncol.*, 1999, 17, p. 3856-3860.

8. Johansen C., Schou G., Soll-Johanning H., Mellemgaard A., Lynge E., « Marital status and survival in colorectal cancer », *Ugeskr Laeger*, 1998, 26, 160, p. 635-638.

9. Labro P., *Tomber sept fois, se relever huit,* Paris, Albin Michel, 2004.

10. Sheibani-Rad S., Velanovich V., « Effects of depression on the survival of pancreatic adenocarcinoma », *Pancreas*, 2006, 32, p. 58-61.

11. Stommel M., Given B. A., Given C. W., « Depression and functional status as predictors of death among cancer patients », *Cancer*, 2002, 94, p. 2719-2727.

12. *Ibid.*

13. Prieto J. M., Atala J., Blanch J. *et al.*, « Role of depression as a predictor of mortality among cancer patients after stem-cell transplantation », *J. Clin. Oncol.*, 2005, 23, p. 5878-5880.

14. Freyer G., Geay J.-F., Touzet S. *et al.*, « Comprehensive geriatric assessment predicts tolerance to chemotherapy and survival in elderly patients with advanced ovarian carcinoma: a GINECO study », *Ann. Oncol.*, 2005, 16, p. 1795-1800.

15. De Boer M.-F., Ryckman R. M., Pruyn J.-F., Van den Borne H. W., « Psychosocial correlates of cancer relapse and survival : a literature review », *Patient Educ. Couns.*, 1999, 37, p. 215-230.

16. Petticrew M., Bell R., Hunter D., « Influence of psychological coping on survival and recurrence in people with cancer : systematic review », *BMJ*, 2002, 325, p. 1066.

17. *Idem* note 19.

18. Godwin P.-J., « Support groups in advanced breast cancer », *Cancer*, 2005, 104, p. 2596-2601.

19. Smedslund G., Ringdal G. I., « Meta-analysis of the effects of psychosocial interventions on survival time in cancer patients », *J. Psychosom. Res.*, 2004, 57, p. 123-131.

20. Chow E., Tsao M. N., Harth T., « Does psychosocial intervention improve survival in cancer ? A meta-analysis », *Palliat. Med.*, 2004, 18, p. 25-31.

21. Travado L., Tommamichel M., Gonzalez J.-R., « Use of distress and depression thermometers to measure psychosocial morbidity among southern European cancer patients », *Support Care cancer*, 2005, 13, p. 600-606.

22. Société française de psycho-oncologie, 14 rue Corvisart, 75013 Paris.

23. Zarifian É., *Des Paradis plein la tête,* Paris, Odile Jacob, 1994.

CHAPITRE 3
DEVENIR ACTEUR ET PARTENAIRE DES DÉCISIONS QUI VOUS CONCERNENT

1. Rameix S., *Fondements philosophiques de l'éthique médicale,* Paris, Ellipses, 1996.

2. Code de déontologie médicale.

3. Canguilhem G., *Le Normal et le Pathologique,* Paris, PUF, 1966.

4. EBCTCG. « Effects of chemotherapy and hormonal therapy for early breast cancer on recurrence and 15-year survival : an overview of randomised trials », *The Lancet*, 2005, 365, p. 1685-1717.

5. Tubiana M., *Histoire de la pensée médicale,* Paris, Flammarion, 1995.

6. Si l'on considère la cancérologie dans son ensemble, il faut reconnaître à la Fédération nationale des centres de lutte contre le cancer (FNCLCC) le mérite d'avoir mis en œuvre, il y a plus d'une décennie, cet immense effort, donnant lieu à la publication des « Standards, options et recommandations » pour chaque type de tumeur. Ces ouvrages sont aujourd'hui régulièrement consultés par les cancérologues de la France entière, ce qui est d'autant plus facile que la majorité d'entre eux y a collaboré.

7. Fervers B., Bay P., Maigne D., Philip T., « Standards, options, recommandations : a multidimensional program to promote evidence-based oncology », *Bull. Cancer,* 2001, 88, p. 601-604.

8. Canguilhem G., *Le Normal et le Pathologique,* Paris, PUF, 1966.

CHAPITRE 4
OPTIMISEZ VOTRE PRISE EN CHARGE : LE SOIN DU CORPS

1. « "Standards, options, recommandations" de la Fédération nationale des centres de lutte contre le cancer. Bonnes pratiques diététiques en cancérologie : dénutrition et évaluation nutritionnelle », *Nutrition clinique et métabolisme,* 2002, 16, p. 97-124.

2. Tisdale M. J., « Wasting in cancer », *J. Nutr.*, 1999, 129, p. 243-246.

3. Ravasco P., « Dietary counseling improves patient outcomes : a prospective, randomized, controlled trial in colorectal cancer patients undergoing radiotherapy », *J. Clin. Oncol.*, 2005, 23, p. 1431-1438.

CHAPITRE 5
LES MÉDECINES ALTERNATIVES : QUELLES PREUVES POUR QUELLES CROYANCES ?

1. Sournia J.-C., *Histoire de la médecine,* Paris, La Découverte, 2004.

2. Belpomme D., *Guérir du cancer ou s'en protéger,* Paris, Fayard, 2005.

3. Nakajima T., « Spontaneous regression of bone metastasis from renal cell carcinoma : a case-report », *BMC Cancer,* 2006, 13, p. 6-11.

4. Maire C., *Les Convulsionnaires de Saint-Médard,* Paris, Gallimard, 2000.

5. Carré de Montgeron, *La Vérité des miracles opérés par l'intercession de M. de Pâris,* Cologne, Chez les libraires de la compagnie, seconde édition, 1747.

6. Lewison E. « Conference on spontaneous regression of cancer », *Natl. Cancer Inst. Monograph.,* 1976, 44.

7. TF1 a diffusé fin 2007 un volet de l'émission « Le droit de savoir » consacré aux charlatans qui sévissent encore, aujourd'hui en France, auprès des malades du cancer. J'ai été abasourdi par ce qu'il m'a été donné de voir : en toute impunité, ces gens exercent illégalement la médecine et font courir aux malades les plus grands risques. Certains le paient de leur vie. Le plus étonnant est que l'on trouve des médecins parmi les promoteurs des méthodes les plus invraisemblables, les plus farfelues.

8. Fellowes D., Barnes K., Wilkinson S., « Aromatherapy and massage for symptom relief in patients with cancer », *Cochrane Database Sys. Rev.,* 2004, CD002287.

9. Nelson N. J., « Scents or nonsense: aromatherapy's benefit still subject to debate », *J. Natl. Cancer Inst.,* 1997, 89, p. 1334-1336.

10. US Government Printing Office, « Alternative medicine : expanding medical horizons », a report to the National Institute of Health on aternative medical systems and practices in the United States, *NIH Publication*, Washington (DC), 1994, 066.

11. Weisenberg M., Tepper I., Schwarzwald J., « Humor as a cognitive technique for increasing pain tolerance », *Pain,* 1995, 63, p. 207-212.

12. Pommier P., Gomez F., Sunyach M. P. *et al.*, « Phase III randomized trial of *Calendula officinalis* compared with trolamine for the prevention of acute dermatitis during irradiation for breast cancer », *J. Clin. Oncol.*, 2004, 22, p. 1447-1453. Il faut souligner que cette pommade n'est pas strictement « homéopathique », puisqu'elle contient des extraits actifs de plantes.

13. *Breast Cancer Research and Treatment*, 2003, 82, p. 637.

14. *Santé Magazine*, mai 2006.

15. Il n'est pas faux de prétendre que chacun de nous connaît, de près ou de loin, un guérisseur ou, pour évoquer un exemple analogue, un sourcier. Bien que toutes les expériences visant à démontrer scientifiquement le pouvoir des sourciers aient à ce jour lamentablement échoué, et que ledit pouvoir ne repose sur rien de compréhensible au premier abord, je n'ai pour ma part quasiment jamais rencontré de bâtisseur de puits qui n'ait eu à se féliciter des conseils de son sourcier. S'agit-il alors d'une véritable magie, ou de la connaissance intuitive et fine d'un environnement – végétaux, terre, odeurs… – signalant automatiquement la présence de l'eau ? Une hypothèse plausible parmi d'autres.

16. Levitan A. A., « The use of hypnosis with cancer patients », *Psychiatr. Med.*, 1992, 10, p. 119-131.

17. Walker L. G. *et al.*, « Psychological, clinical and pathological effects of relaxation training and guided imagery during primary chemotherapy », *Br. J. Cancer*, 1999, 80, p. 262-268.

18. Italian Study, « Group for the Di Bella Multitherapy trials. Results of phase II trials in Italy », *BMJ*, 1999, 318, 224-228.

19. Buiatti E. *et al.*, « Results from a historical survey of the survival of cancer patients given Di Bella multitherapy », *Cancer*, 1999, 86, p. 2143-2149.

20. Ernst E., Cassileth B., « How useful are unconventional cancer treatments ? », *Eur. J. Cancer*, 1999, 35, p. 1610-1613.

21. Robert Laffont, 2003 ; Pocket, 2005.

22. Caygill CP *et al.*, « Fish, omega-3 fatty acids and human colorectal and breast cancer mortality », *Eur. J. Cancer Prev.*, 1995, 4, p. 329-332.

23. Godley P. A. *et al.*, « Biomarkers of essential fatty acid consumption and risk of prostatic carcinoma », *Cancer Epidemiol. Biomarkers Prev.*, 1996, 5, p. 889-895.

24. Gogos C. A., « Dietary omega 3 polyunsaturated fatty acids plus vitamin E restore immunodeficiency and prolong survival for severely ill patients with generalized malignancy », *Cancer*, 1998, 82, p. 395-402.

25. Hercberg S., « The SUVIMAX study, a randomized, placebo-controlled trial on the effects of antioxydant vitamins and minerals on health », *Ann. Pharm. Fr.*, 2006, 64, p. 397-401.

26. Pisters K. M., Newman M. A., Coldman B. *et al.*, « Phase I trial of oral green tea extract in adult patients with solid tumors », *J. Clin. Oncol.*, 2001, 19, p. 1830-1838.

CHAPITRE 6
APPRENEZ À ESPÉRER

1. Cunningham D., Humblet Y., Siena S. *et al.*, « Cetuximab monotherapy and cetuximab plus irinotecan in irinotecan-refractory metastatic colorectal cancer », *N. Engl. J. Med.*, 2004, 22, 351(4), p. 337-345.

2. Marty M., Cognetti F., Maraninchi D. *et al.*, « Randomized phase II trial of the efficacy and safety of trastuzumab combined with docetaxel in patients with human epidermal growth factor receptor 2-positive metastatic breast cancer administered as first-line treatment : the M77001 study group », *J. Clin. Oncol.*, 2005, 1, 23(19), p. 4247-4250.

3. Smith I., Procter M., Gelber R. D. *et al.*, « Two-year follow-up of trastuzumab after adjuvant chemotherapy in HER2-positive breast cancer: a randomised controlled trial », *The Lancet,* 2007, 367, p. 29-36.

4. http://www.onco-normand.org/pdf/ref_chimio_herceptin_inca.pdf

5. Motzer R. J., Hutson T. E., Tomczak P. *et al.*, « Sunitinib *versus* interferon alfa in metastatic renal-cell carcinoma », *N. Engl. J. Med.*, 2007, 356, p. 115-124.

EN FORME DE CONCLUSION
APPRENDRE À MOURIR POUR RÉAPPRENDRE À VIVRE…

1. Ariès P., *Essais sur l'histoire de la mort en occident,* Paris, Seuil, « Points », 1999.

2. Arviso-Alvord L., Cohen Van Pelt É., *Le Scalpel et l'ours d'argent*, Paris, Indigène Éditions, 2003.

3. Ferry L., *Vaincre les peurs,* Paris, Odile Jacob, 2006.

4. Ferry L., *Apprendre à vivre. Traité de philosophie à l'usage des jeunes générations,* Paris, Plon, 2005.

Ouvrage publié sous la responsabilité
éditoriale de Caroline Chaine

CET OUVRAGE A ÉTÉ COMPOSÉ
ET MIS EN PAGES CHEZ NORD COMPO (VILLENEUVE-D'ASCQ)
ET ACHEVÉ D'IMPRIMER
PAR L'IMPRIMERIE FLOCH À MAYENNE
EN MARS 2008

N° d'impression : 70669.
N° d'édition : 7381-2092-X.
Dépôt légal : mars 2008.

Imprimé en France